ZHONGLIU NEIKE ZHENLIAOXUE

肿瘤内科
诊疗学

叶丽燕　何爱军　刘文峰◎主编

江西科学技术出版社

江西·南昌

图书在版编目（CIP）数据

肿瘤内科诊疗学/叶丽燕, 何爱军, 刘文峰主编
. -南昌：江西科学技术出版社，2021.11（2023.7重印）

ISBN 978-7-5390-6790-2

Ⅰ.①肿… Ⅱ.①叶… ②何… ③刘… Ⅲ.①肿瘤 -
诊疗 Ⅳ.①R73

中国版本图书馆CIP数据核字（2019）第061049号

国际互联网（Internet）地址：
http://www.jxkjcbs.com
选题序号：ZK2018470
图书代码：B19041-102

肿瘤内科诊疗学	叶丽燕　何爱军　刘文峰　主编

出版 发行	江西科学技术出版社
社址	南昌市蓼洲街2号附1号
	邮编：330009　电话：（0791）86623491　86639342（传真）
印刷	永清县晔盛亚胶印有限公司
经销	各地新华书店
开本	787 mm × 1092 mm　　1/16
字数	110千字
印张	7
版次	2021年11月第1版　2023年7月第2次印刷
书号	ISBN 978-7-5390-6790-2
定价	39.80元

赣版权登字-03-2019-100

前　言

　　近年来,新的肿瘤诊疗手段与抗肿瘤药物不断涌现,不仅改善了肿瘤患者的治疗效果,也促使我们不断调整与更新我们的诊疗策略。分子靶向药物的问世改变了以往的化疗格局,免疫疗法的兴起使得我们可以预见恶性肿瘤的治疗越来越个体化与精准。

　　本书整理了常见恶性肿瘤的基本处理原则,特别是对各分期患者的化疗方案进行了规范而详细的介绍,实用性强。为了使临床一线医生能够了解新的诊疗方案,为患者提供更精准的治疗方案、规范化疗。在全书的修订过程中,秉承以往的风格,尽量精简,以短小篇幅提供尽可能详尽的临床用药方案信息,并对各方案的来源和重要注意事项进行解释说明,使读者更加易于理解。

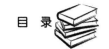

目 录

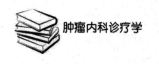

绪论

第一节　肿瘤的发生情况

　　肿瘤虽然是一类古老的疾病,早在 2000 年前埃及和我国已有关于肿瘤的记载,但当时远不在常见病之列。在 20 世纪初肿瘤在世界各国仍是比较罕见的疾病。我国直到 20 世纪 50 年代初,在北京市居民死亡率中肿瘤占第 9 位。但近半个世纪以来,肿瘤这类疾病在医学领域内的地位愈来愈重要,目前已成为多发病、常见病,为居民死亡原因的第一、二位,严重威胁人民的健康。其主要原因有 4 方面:

　　随着工业化的发展,环境里的致癌物愈来愈增多;空气和水的污染;吸烟;不良生活习惯,包括膳食的不平衡以及食品添加剂和某些药物的滥用。癌症在全世界范围内有增多趋向,如果人们不采取有效的措施,这一趋势将继续下去,在 21 世纪很多国家男性癌症死亡率将增加 20%~50%,女性将增加 12%~40%。英国的 R. Peto 教授甚至预言我国如不大力开展戒烟,到 2025 年将成为肺癌第一大国。

　　随着医学的发展,过去许多严重威胁人类健康的急性传染病、寄生虫病、营养不良和新生儿死亡等等由于找到了病因,采取了适当的预防措施和有效的治疗,因而得到了控制。它们的发病和死亡率都已大大下降。而相对来说,一些病因比较复杂,尚无十分有效治疗方法的疾病,如心脑血管疾病和癌症,在医学领域内的地位就显得愈来愈重要了。如前所述,北京市癌症死亡在 1951 年为常见原因的第 9 位,1956 年为第 5 位,到了 1964 年以后就排在前 2 位了,1996 年以后已居第 1 位。上海市 1960 年癌症排在第 6 位,1980 年以后就成了第 1 位。1990 年全国肿瘤死亡率抽样调查的结果表明我国无论城乡均占常见死因的第二位,这种相对地位的提高在很大程度上是由于其他疾病死亡率下降的结果。

　　近半个世纪以来,由于生活水平的提高和医药卫生工作地不断发展,人们的平均寿命延长了。以北京市为例,1947 年东城区居民平均寿命仅为 35 岁,而目前超过 70岁。肿瘤的发病年龄高峰在 40~45 岁以后,所以相应地肿瘤发病率和死亡率也有增

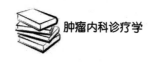

高。世界卫生组织(WHO)1998 年报告 1980—1995 年间人口平均年龄提高 4.6 岁,1996 年出生人口的预期平均年龄为 65 岁。在 1996—2020 年间 65 岁以上的老龄人口将增加 82%。肿瘤病人的数目无疑将会继续增多。

由于现代医学科学的发展,有了比较精确的现代化诊断方法。再加上肿瘤学知识的普及,肿瘤诊断率有所提高。这样,统计学上的数字也会有所增加。因之,不难理解大家愈来愈关心肿瘤这类疾病,一方面是由于它确是一类难于制服的疾病;另一方面也标志着我国卫生保健事业的不断发展。肿瘤学引起各方面的重视。

美国和其他发达国家,在 1995 年以来由于开展戒烟和改善不良的生活习惯,肿瘤的发病率已经开始有所下降;由于早期发现、早期诊断和综合治疗,特别是术后辅助治疗和新药的临床应用,肿瘤死亡率也有下降。这无疑都是十分令人鼓舞的事件。事实证明肿瘤不但可以治疗,也可以预防。

第二节　常见肿瘤的发生情况及动态变化

一、世界情况

1997—1998 年世界卫生组织(WHO)和美国临床肿瘤学会(ASCO)有关学者估计全世界每年新发生的癌症病人为 1000 万,死于癌症的病人在 600 万~700 万之间。平均占死亡总数的 12%。在居民常见死亡原因中在发达国家中居第 2 位(占总死亡数的 22.3%),在发展中国家居第 3 位(占总死亡数的 9.5%)。其中最重要的癌症是肺癌、胃癌、乳腺癌、大肠癌、口腔癌、肝癌、子宫颈癌和食管癌。这 8 种常见癌症虽然病因不同,但一般认为膳食、吸烟、感染、饮酒和内分泌失调可能是最重要的原因。

全世界每年约有 100 万~130 万病人死于肺癌,但肺癌本来是可以预防的。85%的男性肺癌病人和 46%的女性肺癌是由于吸烟引起。多数国家的男性肺癌仍在增多;同时在女性吸烟比较普遍的国家女性肺癌迅速增加。很多发展中国家吸烟的人越来越多,肺癌也日益增多,而在发达国家由于宣传戒烟男性肺癌的发生率已经不再增高。乳腺癌每年新发生的为 90 万,死亡数为 37.6 万。几乎全世界乳腺癌都有增多,在发展中国家已经和子宫颈癌同样重要。胃癌发病率在很多国家的常见肿瘤中仅次于肺癌居第二位,且 2/3 发生于发展中国家。大肠癌在比较富裕的国家较常见,但在很多发展中国家发病率也在增加。肝癌、口腔癌、食管癌和子宫颈癌主要发生在发展中国家。乳腺癌和大肠癌明显和经济情况相关,随着经济的发展发病率也会增高。在 1996 年约有 1790 万诊断后生存 5 年以上的癌症病人,主要是乳腺癌、子宫颈癌、大肠癌、前列腺癌和肺癌。

二、我国情况

20 世纪下半叶我国常见肿瘤有很多变化。我们在 1970 年代和 1990 年代作了两次全国性调研。从中可以看到以下变化:

我国近 40 年来人口死亡原因及死亡率等发生了很大变化。1950 年我国人口死亡率为 18.0%,1965 年为 9.5%,1975 年为 7.3%,1980 年为 6.3%,1990—1992 年为 6.0%。也就是说按人口计算死亡人数平均每年递降 2.6%。

而在此期间主要死亡原因变化很大,1950 年代前 3 位为呼吸系疾病、急性传染病和肺结核;20 世纪 70 年代为脑血管病、心脏病和恶性肿瘤;1990 年代则以恶性肿瘤、脑血管病和呼吸系统疾病为主。恶性肿瘤死亡总数中所占的比率也从 5.2%(1957)上升到:17.9%(1990—1992)。这意味着现在所有活着的人每 5~6 个人中或迟或早就会有一个死于癌症。

从常见肿瘤来看,变化也很大。与 1975 年全国肿瘤死亡回顾调查相比,目前患病率明显增加的为肺癌、肠癌和乳腺癌;而胃癌、子宫颈癌、食管癌则呈下降趋势。我国 1997 年肿瘤死亡率在城市为 136/10 万人口,居民死亡原因的第 1 位;农村为 108/10 万,居第 2 位。全国每年新发生的癌症病人约 160 万,死于癌症的约 130 万。WHO 和我国政府已将癌症列为急需解决的重点问题之一。在过去 20 年间随着我国经济的发展,我国人口死因谱已发生了很大变化。如前所述,肿瘤调整死亡率从 20 世纪 70 年代的 84.6/10 万到 90 年代的 94.3/10 万,上升 11.6%。其中男性每年上升 1.8%,女性每年上升 0.6%,平均为 1.3%。2000 年恶性肿瘤死亡率在 106/10 万左右。若按 13 亿人口计算,每年死于肿瘤的人口将达到 140 万。因之,值得各界重视。

三、肿瘤发生的原因

肿瘤的病因非常复杂,常常是一种致癌因素可诱发多种肿瘤,而一种肿瘤又可能有多种病因。人类通常是暴露于复杂的致癌物混合物,而不是单一的致癌因素。此种复杂性使研究肿瘤病因面临极大的挑战。总的来说,到目前为止,大多数肿瘤的病因还没有被完全了解。现在普遍认为,绝大多数肿瘤是环境因素与细胞的遗传物质相互作用引起的。"环境因素"是指诸如香烟、膳食成分、环境污染物、药物、辐射和感染原等(即化学因素、生物因素、物理因素)。肿瘤分布的地理差异、移民流行病学、动物致

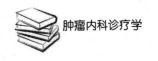

癌实验以及人类细胞体外恶性转化实验结果都支持环境因素是大多数肿瘤的病因。然而,同样暴露于特定的环境,有些人患肿瘤,而另一些人却能活过正常寿命期,提示个体自身因素如遗传特性、年龄、性别、免疫和营养状况等,在肿瘤的发生中起重要作用。

20 世纪以来,通过流行病学、高发区和职业癌的研究为寻找和确定肿瘤病因提供了大量可靠的线索和依据。其中比较重要的有:

（一）吸烟

有关肺癌的病因已有很多研究。吸烟与肺癌的关系已经大量事实证明。吸烟是肺癌公认的病因,但吸烟者患肺癌的比例低于 20%。我们将在肺癌一章中详细阐述。吸烟不但可以导致肺癌而且和口腔癌、下咽癌、食管癌、胃癌、膀胱癌以及心脑血管疾病的发生相关。令人担忧的是,根据最近的调查,我国城市中学生中吸烟的比例达 30% ～ 40%。

（二）放射线和紫外光

暴露于自然界或工业、医学及其他来源的电离辐射可引起各种癌症,包括白血病、乳腺癌和甲状腺癌。骨、造血系统、肺等是对放射线敏感的器官。日本原子弹受害者在急性期出现白血病;在慢性期的原子弹受害者和既往因患关节炎照射过脊椎的患者中发生甲状腺癌或肺癌的比率增高。

太阳光是紫外线辐射的主要来源,长期的紫外光照射可以引起皮肤癌,尤其是高度暴露的白种人人群。极低频电磁场也可能与癌症有关,但尚未定论。

（三）化学致癌物

许多化合物具有致癌性。例如香烟中含有的苯并芘就具有强烈的致癌作用,可以引起皮肤癌和肺癌。黄曲霉污染食品产生的黄曲霉毒素可能引发肝癌。砷可引起皮肤癌、肺癌和肝癌。目前公认的化学致癌物还有石棉、铬、镍、煤焦油、芥子气、矿物油、二氯甲醚等等。

目前认为,对人类总的癌症风险而言,最重要的化学致癌物是香烟中的许多致癌成分。其他的化学致癌物主要是燃烧和有机合成产物、某些食物成分、微生物污染产物或食品制备过程产生的物质。此外,人体本身的某些生理和病理过程如炎症、氧化应激反应、营养和激素失衡以及反复的组织损伤等,也可产生致癌的化学物质如氧自由基等。据估计,在环境因素引起的人类癌症中,化学致癌因素占主要地位。

（四）微生物感染

虽然大多数肿瘤是不能传染的，但业已明确某些 RNA 病毒如人体细胞白血病病毒-1（HTLV-1）和 HTLV-2 病毒可以引起白血病、淋巴瘤等；某些 DNA 病毒如乙型肝炎病毒（HBV）和丙型肝炎病毒（HCV）、EB 病毒、高危险型的人乳头瘤病毒（HPV）分别可导致肝癌、Burkitt 淋巴瘤、鼻咽癌、Hodgkin 氏淋巴瘤和宫颈癌等。较近的资料还表明幽门螺杆菌（H. pylori，Hp）也有致癌性，与胃淋巴瘤的发生有关。目前至少有 8 种病毒已被证明与人的一些肿瘤相关，虽然其相关性的确定程度不同。其他致癌的生物因素包括一些细菌和寄生虫。据 1995 年资料估计，生物因素引起的肿瘤占人类肿瘤总数的 18%。

（五）慢性疾病

不少资料说明，在慢性疤痕的基础上易发癌症。如幽门螺杆菌感染引起的胃黏膜慢性炎症是胃癌发生的基础。皮肤长期不愈的慢性溃疡可能发生癌变。肺结核的瘢痕可发生"瘢痕癌"；在我国西北地区常将由于热炕烧伤瘢痕引起的皮肤癌称为"炕癌"，血吸虫病高发区大肠癌也多，这可能也是慢性感染的结果。

（六）营养因素

营养与癌也有密切关系。据估计在全部人的癌症中有 1/3 是由于营养因素造成的。进一步确定这些因素在人类癌症漫长而复杂的发生过程中的作用，无疑是十分必要和有益的。维生素 A 和它的类似物（通称维甲类）与上皮分化有关。食物中如缺少维甲类，实验动物对致癌物质的敏感性增强。如补充天然维甲类，实验动物的皮肤、子宫、胃、气管、支气管的上皮组织均有预防化学致癌的能力。维甲类能抑制正常细胞因受辐射、化学致癌物或病毒引起的细胞转化过程，能抑制由化学致癌物诱导的大鼠移行细胞癌和鳞状细胞癌。在组织培养中，加入维甲类可以使上皮的鳞状化生消失，抑制某些肿瘤细胞生长。进一步研究证明维甲类能作为抗氧化剂直接抑制一些致癌物的致癌作用和抑制某些致癌物与 DNA 的结合，拮抗促癌物的作用，因之可直接干扰癌变过程。此外，维甲类对控制许多上皮组织的正常分化和生长是必不可少的，对基因表达有调控作用，并对机体免疫系统有作用。在美国纽约和芝加哥开展的大规模前瞻性人群观察的结果也说明：食物中天然维甲类—胡萝卜素的摄入量与十几年后几种癌的发生呈负相关，而其中最突出的是肺癌。另一令人瞩目的是大肠癌与脂肪类膳食的关系。新加坡建国 30 余年大肠癌已经在常见肿瘤中居第二位，特别值得我国参考。已证明过多的热量和肥胖会导致乳腺癌、大肠癌、胰腺癌的发生率增高。

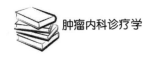

（七）免疫抑制

器官移植长期需要应用免疫抑制剂的患者癌症发病率明显高于一般人群。艾滋病患者容易发生多发血管肉瘤（Kaposi 氏肉瘤）和淋巴瘤。各种疾病需要长期应用免疫抑制时应当小心衡量可能带来的危害。

（八）遗传因素

大多数人类肿瘤是环境因素引起的。然而，同样暴露于特定致癌物，有些人发病而其他人则不发病；此外，有些肿瘤具有明显的家族聚集现象。这些事实提示，肿瘤的发生还与个人的遗传因素有关。目前认为，环境因素是肿瘤发生的始动因素，而个人的遗传特征决定肿瘤的易感性。

目前医学和其他生物科学对癌症研究最热门也是最令人鼓舞的课题是基因研究。与癌发生有关基因异常包括抑癌基因的变异或丢失，或癌基因的激活。引起这些变异的原因很复杂，包括病毒癌基因插入，化学和物理因素引起基因突变和结构损伤。这些改变有的可以遗传，使携带者易患癌症。

迄今，和遗传病有关的癌症的染色体异常和基因缺陷大部已经阐明。但是这些与肿瘤易感相关的遗传病十分罕见，由这些遗传病所引起的癌症只占全部癌症的 5%~10%，90% 以上常见的肿瘤病人没有这些遗传学改变。大多数常见肿瘤的遗传易感因素是什么？这个问题至今还不清楚。随着人类基因组计划的初步完成，单核苷酸多态与疾病易感性的关系已引起广泛的重视。人类基因组计划研究结果证明，不同个体的基因 99.9% 是一样的，但在序列上有极小（0.1%）的遗传差异，其中主要是单核苷酸多态。单核苷酸多态是指在人群中出现的频率 1% 的核苷酸突变。正是这 0.1% 的遗传差异赋予每个人特有的表型、对疾病（肿瘤）的易感性和对治疗（化疗和放射治疗）反应的差别。

阐明肿瘤遗传易感性机制有重要意义。通过对高度易感性的遗传性癌综合征的研究，已经鉴定出一些"癌变通路"基因，而这些基因的改变也常见于非遗传的散发性肿瘤，这使得我们对肿瘤的发生和发展机制有了实质性的认识。一些预测特定肿瘤风险的基因检测已成为医疗保健的重要部分。对基因-环境相互作用以及癌变通路以外的基因变异与肿瘤易感性的研究，有助于从更大的范围来认识肿瘤发生的相关过程，有助于鉴别环境危险因素和制定高风险人群的预防对策。

第三节　肿瘤内科治疗的历史和发展方向

　　在恶性肿瘤综合治疗的手段中,以药物治疗为特征的内科治疗具有与外科治疗和放射治疗同等重要的地位。综观临床肿瘤学的发展历史可以发现,每一种治疗手段的建立、每一次治疗技术的进步,都是人类对恶性肿瘤本质的认识不断深入的过程,都有赖于相关学科的发展。我国远在周代就有专门处理肿块和溃疡的"疡医",公元 2 世纪古希腊医生盖伦是西方最早的肿瘤专科医生。由于 19 世纪中叶显微镜的发现,人类认为肿瘤是"局部细胞恶变"导致的一类疾病,外科手术切除成了主要的治疗手段。20 世纪初随着放射线和放射性核素的发现,建立了肿瘤的放射治疗。实际上,从人类有文字记载以来就有关于应用药物治疗"肿瘤"的记载,只是由于受到不同历史时期对肿瘤认识的局限性而发展缓慢。直到 1946 年美国医生 Gilman 和 Philips 在《Science》上发表了应用氮芥治疗淋巴瘤的结果后,才标志着真正意义上的近代肿瘤内科治疗的开始,1965 年美国成立临床肿瘤学会(American Society of Clinical On-cology,ASCO),1976 年欧洲成立肿瘤内科学会(European Society of Medical Oncology,ES-MO),2007 年我国召开第一届中国肿瘤内科大会(Chinese Conference on Medical On-cology,CCMO)都是世界和我国肿瘤内科发展历史上重要的里程碑。

　　肿瘤内科学(medical oncology)是一门年轻和迅速发展的学科。近半个世纪来,肿瘤内科治疗已取得很多重大成果,是恶性肿瘤综合治疗中不可缺少的重要手段,已成为某些肿瘤根治的主要方法。肿瘤内科的主要任务为:阐释恶性肿瘤的病史、症状和体征;合理运用肿瘤化疗技术包括根治性化疗及配合手术和放疗的辅助性化疗;正确应用生物反应调节剂、各种细胞因子、单克隆抗体以及基因靶向治疗为主的肿瘤生物治疗及激素治疗;参与抗肿瘤新药的临床研究;诊断和治疗各种肿瘤并发症;协助心理、营养支持等方面的治疗。因此,肿瘤内科医生不仅应当掌握普通内科的知识,还需具有肿瘤流行病学、肿瘤病因学、肿瘤病理学及肿瘤细胞生物学、肿瘤药理学包括临床药理学、肿瘤分子生物学、肿瘤诊断学、肿瘤免疫学、肿瘤化疗学、基因治疗及肿瘤姑息治疗等各方面的知识。肿瘤治疗疗效的提高需要各个学科特别是肿瘤内外科、肿瘤放射治疗和病理学的紧密协作。肿瘤研究的各个领域所取得的进展必然会促进临床肿瘤内科治疗的发展。

　　内科治疗在肿瘤综合治疗中的作用:

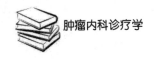

（1）辅助化疗，术后及放疗后应用消灭可能存在的微小转移灶，提高局部治愈率。

（2）术前化疗，也称为新辅助化疗，目的是降低肿瘤负荷和及早控制远处转移灶。目前正在研究的很多比较成功的有卵巢癌，骨肉瘤，乳腺癌和非小细胞肺癌。

（3）原来不能手术和本来不宜手术的病人，在化疗后变为可以手术。也就是说不能完全切净的肿块经过化疗后缩小，使之也可手术。例如卵巢癌和睾丸肿瘤，近年来小细胞肺癌，甚至非小细胞肺癌和乳腺癌也有人主张。

（4）晚期病人，应以内科治疗为主。在比较局限时可适当配合区域性放疗。

（5）化疗加生物治疗：化疗加生物治疗可以提高远期生存率的资料已经不少。其中包括干扰素和 CHOP 治疗淋巴瘤，香菇多糖加化疗治疗晚期胃癌等.

（6）化疗加基因治疗：基因治疗配合化疗被认为是一大突破。针对肿瘤细胞核内her-2 基因过度表达而研制的单克隆抗体 herceptin，在一定程度上可以提高肿瘤细胞对抗肿瘤药的敏感性，从而提高有效率。

我们回顾一下肿瘤治疗的历史，就可以知道：最初被治愈的肿瘤是那些相对说来比较局限、分化较好、较少转移的皮肤癌、子宫颈癌、头颈癌和早期乳腺癌，而那些出现淋巴结转移、广泛播散的肿瘤以及恶性程度高、分化较差的肿瘤如绒癌、小细胞肺癌在那时都被列为比较难治，甚至意味着不治。我们可以看到被原来认为难治和不能治疗的肿瘤在最近几十年得到了很好的疗效，这在很大程度上得益于肿瘤的化疗以及肿瘤的综合治疗，所以肿瘤的内科治疗在肿瘤的治疗中占有很高的地位，也许肿瘤的攻克应该是肿瘤内科的突破。

1. 内科治疗已经成为癌症治疗的主要手段之一

内科治疗水平的提高有赖于新的有效药物的不断出现。氮芥治疗淋巴瘤的成功，拉开了药物治疗癌症的序幕。1957 年 Arnokl 和 Duschinsky 两位科学家分别人工合成了环磷酰胺和 5-氟尿嘧啶，并且获得了显著的治疗效果，使肿瘤的化学药物治疗受到了重视，直到目前这两种药物仍然是治疗很多常见肿瘤的基本药物，足见其旺盛的生命力。20 世纪 70~80 年代，由于顺铂、卡铂和以阿霉素为代表的蒽环类药物的应用，使肿瘤内科在睾丸生殖细胞肿瘤、滋养叶细胞肿瘤、儿童白血病和霍奇金淋巴瘤的治疗上达到了根治的效果。肿瘤内科治疗追求的目标也从最初的姑息治疗走向根治治疗。20 世纪 90 年代，紫杉醇等新的作用机制的药物使肿瘤内科的治疗效果有了新的提高，并且使既往治疗效果不佳的一些肿瘤也取得了突破。进入 21 世纪，以表皮生长因子受体酪氨酸激酶抑制剂（epithelial growth factor receptor-tyrosinekinase inhihitor，EGFR-TKI）为代表的分子靶向治疗的兴起，为肿瘤的内科治疗又开辟了新的广阔领域。经过半个多世纪的发展,肿瘤内科已经成为肿瘤综合治疗中不可缺少的重要手段,目前在临床上应用的细胞毒类药物有 70 多种、内分泌和激素类药物有 20 多种、分子靶向药物有 20 多种、支持治疗的药物有 20 多种。在进行根治性治疗的同时,肿瘤内科在癌症的辅助治疗、新辅助治疗和增强放疗效果的同步化疗等方面发挥着重要作用。世界卫生组织把肿瘤内科治疗水平分为 4 个级别,即:可以根治的肿瘤(治愈率 >30%)、少数病人可以治愈的肿瘤(治愈率 <30%)、有姑息疗效的肿瘤和配合手术/放疗可提高治愈率的肿瘤。可根治的肿瘤(治愈率 >30%)包括滋养细胞肿瘤、睾丸生殖细胞肿瘤、霍奇金淋巴瘤、侵袭及高度侵袭性非霍奇金淋巴瘤、儿童神经母细胞瘤、Wilms 瘤;少数患者可根治的肿瘤(治愈率 <30%)包括急性粒细胞白血病、成人急性淋巴细胞白血病、小细胞肺癌、乳腺癌、肝癌(动脉化疗);有姑息疗效的肿瘤包括肾癌、黑色素瘤、子宫内膜癌、前列腺癌、慢性白血病、多发性骨髓瘤、头颈部癌、胃肠道癌、儿童神经母细胞瘤;配合手术/放疗可提高治愈率的肿瘤包括乳腺癌、大肠癌、骨肉瘤、软组织肉瘤、部分卵巢癌。

2. 细胞毒类药物继续发挥重要作用

肿瘤的内科治疗是从细胞毒类药物开始的,虽然近年来分子靶向治疗发展迅速,但以细胞毒类药物为代表的化学药物治疗仍然是肿瘤内科治疗的主体。2007 年 Asco 年会上,同样有一些关于细胞毒类药物的大型随机对照临床研究的结果面世,为循证医学提供了新的依据。EORTC 40983 研究表明,对于肝转移灶可切除的结直肠癌患者,围手术期采用 FOLFOX4(OXA/5-Fu/C F)方案化疗,与单纯手术相比,可以提高 3 年无进展生存率(progression-freesurvival,PFS)。对于可手术切除的食管癌和胃癌患者,术前 PF(DDP/5-Fu)方案化疗可以提高 RO 切除率、5 年无病生存率(disease-free survival,DFS)和 5 年总生存率(overall survival,OS)。对于晚期非小细胞肺癌(non-small cell lung cancer,NSCLC)患者,GC(GEM/CBP)方案后立即使用多西紫杉醇(TXT)化疗,比至疾病进展时再用 TXT 延长了 PFS(6.5 个月比 2.8 个月,P<0.0001),OS 分别为 11.9 个月和 9.1 个月(P=0.071)。关于非小细胞肺癌的新辅助化疗,两组大宗的随机对照临床研究结果令人喜忧参半。在新药或新方案的应用方面,也有一些进展。伊立替康联合卡铂方案与 CE(CBP/Vp-16)方案对比,提高了广泛期小细胞肺癌的完全缓解率率(18%比 7%,P=0.02)和 OS(8.5 个月比 7.1 个月,P=0.02)。在多程复治的乳腺癌中,微管抑制剂 ixabepilo、联合卡培他滨较卡培他滨单药提高了缓解率和 PFS。长春碱类新药 vin-flunine 在治疗晚期乳腺癌的且期临床研究中,显示了一定疗效。复方氟尿嘧啶类制剂替吉奥胶囊(S-1)在晚期胃癌的一线治疗中,生存

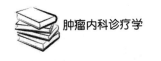
期改善略优于氟尿嘧啶持续静滴,在此基础上加用顺铂可进一步提高疗效。

与新兴的靶向治疗相比,传统细胞毒类药物存在特异性不强、毒副反应较大等弱点,但近年来对症支持治疗已经有了很大进步,使化疗的依从性有所提高。传统化疗不仅已经积累了相当多的经验,并且新药仍在涌现,新的治疗方式还在探索。在进入临床应用的靶向治疗药物种类相对有限、靶向药物疗效预测指标不够成熟的情况下,传统的细胞毒类药物仍将在肿瘤内科治疗中扮演重要的角色。同时,由于新兴的靶向治疗药物价格昂贵,细胞毒类药物的化疗更适合我国的国情。

3. 靶向治疗发挥着越来越大的作用

靶向治疗(targeted therapy)主要是针对肿瘤细胞内一些特有的生物学标志或信号传导通道中重要的蛋白质或酶(例如:EGFR-TKI),阻断肿瘤发展过程中的关键受体并纠正其异常的病理生理过程。由于这类药物具有靶向性和非细胞毒性的特点,主要对肿瘤细胞起调节和稳定作用,因此与细胞毒性药物在作用机制和毒副反应的表现等方面均有很大不同,为了与传统的细胞毒类药物(cytotoxic drugs)相区别,将这类药物称为细胞增殖抑制药(cytostatic drugs)。有人做了一个通俗的比喻,将靶向治疗药物称为"激光制导炸弹",而把细胞毒类药物称为"集束炸弹",就是说前者的作用目标更明确,而后者对肿瘤组织以外的人体正常组织器官的损害更广泛。肿瘤靶向治疗在短短几年内得到了显著的临床进展,是肿瘤内科治疗中最活跃的研究领域。靶向治疗不仅在一些相对少见的耐药性肿瘤(如:yK细胞癌、胃肠间质肿瘤)中取得了突破,在常见肿瘤的治疗中也有令人瞩目的进展,使一些肿瘤的疗效在传统化疗的基础上有了新的提高。如 EGFR-TKI 用于 NSCLC 的一和二线治疗、EGFR 单克隆抗体西妥昔单抗(C225)用于晚期结直肠的一线治疗。不仅如此,一些药物已经用于晚期患者的一线治疗(如贝伐单抗与化疗联合用于晚期非小细胞肺癌的一线治疗、与化疗联合用于晚期结直肠癌的一线治疗),曲妥珠单抗更是成功地应用于 Her-2 阳性乳腺癌的辅助治疗。

靶向治疗近年来在一些传统的细胞毒类药物治疗效果不佳的常见肿瘤的治疗上也取得了重要进展。2007 年 ASCO 年会上,肝细胞癌和晚期头颈部鳞癌的靶向治疗是最振奋人心的发现之一。肝细胞癌是世界范围内第 5 常见的肿瘤,在肿瘤相关死亡原因中占第 3 位,晚期患者一直缺乏有效的治疗手段。在该次年会上,报告了多靶点激酶抑制剂索拉非尼单药治疗晚期肝细胞癌的多中心随机对照临床研究的结果。与安慰剂相比,索拉非尼单药对于 ECOG 行为状态评分。0~2 级,肝功能 Child-Pugh分级 A 级、未接受过全身治疗的患者,可将疾病至进展时间(time to progresson ,TTP)

由 12.3 周延长到 24.0 周(P = 0.000007),Os 由 34.4 周延长到 46.3 周(P = 0.00058)。这是第一个延长晚期肝细胞癌患者生存期的全身治疗药物,并且耐受性良好。在 EXTREME 研究中,西妥昔单抗联合含铂方案一线治疗复发/转移性的头颈部鳞癌,与含铂方案相比,OS 显著提高(HR = 0.797,P = 0.036),中位生存时间(median survival time,MST)延长 2.7 个月(10.1 比 7.4 个月),使晚期/转移性头颈部鳞癌全身治疗的生存期 25 年来首次得到了延长。

4. 改变癌症治疗观念,重视癌症幸存者

传统的肿瘤治疗理念是竭尽全力将所有肿瘤细胞完全消灭,认为只有这样才能"根治"肿瘤。但对于晚期肿瘤无法达到这样的目标,或者远远超越了病人可以承受的限度。这时人们就认为病人已经不能"根治",而采取消极的"姑息治疗"。近年来临床实践的事实让我们看到,有一些癌症患者虽然达不到传统意义上的"根治",但是却可以长期的带瘤生存,慢性白血病、惰性淋巴瘤、浆细胞肿瘤,甚至少数老年的乳腺癌和前列腺癌病人就是典型的例子。人们可以像对待高血压、糖尿病等良性的慢性疾病一样,通过提高机体的抗病能力和合理的药物治疗,尽可能地减少疾病负荷,控制和减少肿瘤对机体的危害,使病情得到有效的控制。这样,即使不能根治肿瘤,也能够使病人长期地与肿瘤"和平共处",使病人能够像正常人一样长期保持良好的生活质量,并且能够正常的工作和生活。靶向治疗问世以后改变了人们治疗癌症的传统观念和模式,使人类对肿瘤的认识又上升到了一个新的高度。应该指出的是,这样的概念并不否认根治性治疗在肿瘤内科治疗中的作用,霍奇金淋巴瘤、睾丸生殖细胞肿瘤、儿童白血病、侵袭性和高度侵袭性非霍奇金淋巴瘤等肿瘤,"根治性治疗"仍然是我们追求的目标,包括应用高剂量化疗和造血干细胞移植。

世界卫生组织在 20 世纪 50 年代经过讨论将癌症姑息处理定为四项癌症基本处理之一,那时选择的切入点是解决癌症疼痛。如今,不仅癌症疼痛的规范化处理已经被我国医生广泛认可和接受,恶性肿瘤病人骨转移和骨相关事件的处理原则和规范、双膦酸盐类药物在癌症骨转移病人的应用指南等也得到了普及,我国学者还进行了癌症相关贫血和恶性肠梗阻处理规范和原则的讨论并达成了共识。这一切都是为了尽可能地保证病人的生活质量,减少癌症给病人带来的痛苦。

5. 有效预防是降低肿瘤发病率的最佳手段

2002 年世界卫生组织预计 2005 年全球有 1000 万新发生的癌症病人,760 万人死于癌症,占全球死亡人口的 13%。按照这样的趋势发展下去的话,到 2020 年癌症死亡人数将达到 1500 万。癌症不仅是发达国家的公众健康问题,同样威胁到发展中国家,

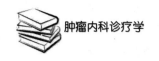

所有癌症死亡的 70%以上发生在低和中等收入国家。我国的情况也不容乐观,据2008 年 4 月 29 日卫健委公布的"第二次全国死亡原因抽样调查报告",在 2004 年至2005 年我国城乡居民的死亡原因中,心脑血管疾病、恶性肿瘤和其他慢性退行性疾病成为我国城乡居民最主要的死亡原因。调查结果表明,脑血管病、恶性肿瘤是我国前两位的死亡原因.分别占死亡总数的 22.45%和 22.32%。我国居民恶性肿瘤死亡率属于世界较高水平,而且呈持续的增长趋势。与前两次调查结果相比,死亡率比 20 世纪 70 年代中期增加了 83.1%,比 20 世纪 90 年代初期增加了 22.5 %。恶性肿瘤是城市首位死因(占城市死亡总数的 25.0%),农村为第 2 位死因(占 21.0%)。从不同肿瘤死因来看,食管癌、胃癌、宫颈癌、鼻咽癌死亡率及其构成呈明显下降趋势,其中宫颈癌下降幅度最大;与环境、生活方式有关的肺癌、肝癌、结直肠癌、乳腺癌、膀胱癌的死亡率及其构成呈明显上升趋势,其中肺癌和乳腺癌上升幅度最大,过去 30 年分别上升了 465%和 96%。肺癌、结直肠癌、胰腺癌、乳腺癌死亡率城市明显高于农村;而肝癌、胃癌、食管癌、宫颈癌农村则较高。这些都表明,随着我国农村城市化进程的加速,癌症发生的情况也在发生着变化,呈现出发展中国家常见的癌症虽然在减少,但发达国家常见的癌症已经在增多的共存现象,所以防控的难度都在增加。

世界卫生组织 2006 年把癌症定义为慢性疾病,全世界的肿瘤专家们也普遍认为肿瘤发生是一个相当漫长的过程。这就意味着与很多疾病一样,癌症也是可以预防的。人类已经基本搞清楚了胃癌、大肠癌、乳腺癌、宫颈癌等肿瘤的演变过程,它们基本遵循相同的规律,即首先发生上皮细胞增生,然后是上皮细胞的化生和不典型增生,再由重度不典型增生发展到原位癌,进一步演变成为早期浸润癌,最后才是晚期的转移癌。多数肿瘤由于早期缺乏特异性的症状,所以就诊时已经到了中晚期,而这之前的潜伏期约为 8~20 年,有的甚至可以长达 30~40 年。中国医学科学院肿瘤医院通过几千例病人的分析发现,云南个旧锡矿矿工从下矿到发生肺鳞癌的时间大概为 31~32 年。在这样漫长的过程中,如果通过有效的措施在人群中建立健康的生活方式和习惯,祛除不良的环境和职业因素,可以降低某些肿瘤的发生率,例如通过戒烟、远离吸烟者等方法预防肺癌和其他肿瘤等疾病。通过有效的戒烟和改善环境,北美和北欧肺癌发病率在 20 世纪 90 年代以后已经开始下降。

在明确病因的基础上,进行有针对性的病因干预将会起到更好的效果,可以预防癌前病变向癌的转化。已经有一些成功的范例,通过化学药物和疫苗的有效干预,在某些肿瘤的预防方面产生了积极的效果。

6.循证医学基础上的规范化和个体化治疗是提高疗效的关键

我国临床肿瘤学的主要奠基人吴桓兴教授生前说："肿瘤病人首次治疗的错误常常导致严重的后果,补课的机会不多,因此更需要我们谨慎对待"。由此可以看出,医生能否为病人提供规范的医疗服务何等重要。近年来国际上一些权威的学术机构针对各种恶性肿瘤都制定了相应的诊断和治疗指南,并且根据最新的研究成果适时更新。这些指南是我们临床医疗实践中应该遵循的原则和重要的参考,其中最具代表性的是美国国家综合癌症网络(NationalComprehensive Cancer Network,NCCN)制定的各种指南。NCCN成立于1995年,是由美国21所世界一流的癌症中心组成的非营利性权威学术组织。其主要任务是根据最新的和可靠的临床试验结果为医务人员和患者提供治疗决策上的帮助,从某种意义上说,这是将临床试验结果转化为临床实践的最好范例。十多年来,他们已经制订、更新了100多项临床实践指南。2006年中国专家与美国同道合作成功地将其引进中国,并队制定了NCCN指南的中国版,目前已经完成了非小细胞肺癌、乳腺癌、非霍奇金淋巴瘤、胃癌、结肠癌、直肠癌、肾癌、宫颈癌和卵巢癌的临床实践指南,这无疑将对我国恶性肿瘤诊断和治疗水平的提高起到积极的推动作用。

诊断和治疗指南是我们应该遵循的普遍原则,但是医疗实践中而对的每位病人的具体情况千差万别,医生必须针对具体情况采取有针对性的、更切合实际的治疗策略,这就是治疗的个体化。1974年在编写我国第一部肿瘤学专著《实用肿瘤学》时,吴桓兴教授将肿瘤综合治疗的概念定义为:"根据患者的机体状况、肿瘤的病理类型、侵犯范围(病期)和发展趋向,有计划地、合理地应用现有的治疗手段,以期最大限度地提高治愈率"。20世纪90年代孙燕院士在编写《内科肿瘤学》时将"改善病人的生存质量"加入其中。随着时代的发展和对肿瘤本质认识的深入,今天还应该把能够对病人治疗和预后产生影响的"分子生物学指标"也作为决定治疗策略的依据。这些实际上就是个体化的综合治疗原则,随着靶向治疗研究的不断深入,后者的作用会愈加重要,EGFR和K-ras基因突变对吉非替尼和厄洛替尼疗效的预测作用就是最好的例子。

总之,传统化疗仍在当今肿瘤的内科治疗中发挥着重要作用,新的药物、方案和治疗方式正在不断发展中;靶向治疗药物提高了部分化疗耐药肿瘤的疗效,在耐受性方面亦有一定优势,与化疗、放疗的联合、靶向药物之间的联合,有望进一步提高疗效。循证医学基础上的个体化治疗是临床肿瘤学发展的方向,疗效、毒副反应和预后的预测指标正由临床标志向生物学标志发展;虽然分子靶向治疗为生物学预后指标的认识提供了契机,但大量的问题仍悬而未决。随着肿瘤治疗效果的提高,内科治疗必将发挥越来越重要的作用,在成为肿瘤根治性治疗组成部分的同时,靶向治疗正在改变着

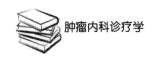
肿瘤的治疗理念,通过有效的分子靶向治疗使某些肿瘤病人可以获得长期的带瘤生存,肿瘤的预防日益得到重视,存活者的生活质量和远期不良反应引起人们越来越多的关注;新的药物和治疗方案的出现,为对症支持治疗提出了新的需要解决的问题。随着对疾病认识的不断深入,基础研究与临床实践的联系越来越紧密,转化性研究是沟通两者的桥梁,也是推动临床治疗技术进步的动力。上述几个方面相互联系、相互影响,彼此有机的结合,一定会促进肿瘤内科治疗得到更协调的发展,造福广大肿瘤患者。

第四节　肿瘤内科的诊断

尽管肿瘤是一类病因复杂、表现很不一致的疾病,但也具有共性。认识这些共性就成了我们确定诊断和制定治疗的关键。目前对待肿瘤诊断方面有一些共识:

(1)全身任何部位,除头发和指甲以外,都可以发生肿瘤。由于肿瘤是自体细胞发生的,机体对于它的反应不像细菌、病毒入侵反应那么强烈。

(2)肿瘤在其发生、发展过程中总的规律是不断发展的。

(3)肿瘤的早期症状常不明显,但只要重视还是可以发现的,肿瘤不能单靠症状判断,它的特异性很差,与很多疾病有相似的表现。但对临床症状的出现引起重视是我们诊断肿瘤的开端,例如不正常的出血、破溃、常标志着黏膜不完整,应查明原因。病史可以代表肿瘤的发展过程,提供有价值的线索。体检可以发现很多有用的资料和数据,有的表浅部位的肿瘤很多可以通过体检、肛门指诊、内窥镜检查直接看到,并可取细胞涂片或活组织。因此,健康检查、肿瘤普查很重要。

(4)影像学检查发展很快,可提供肿瘤存在、播散范围的重要依据,为制定治疗方案及观察疗效提供了依据。

(5)取得细胞或组织学证据仍然是当前肿瘤确定诊断的主要依据。

(6)有些肿瘤具有生物化学、免疫学方面的标志物为是确定诊断重要依据,但有可靠标志物的不多,最常用的是 HCG、AFP、CEA 等。分子生物学的标志物正在发展,将愈来愈多地应用于临床。

(7)了解机体的正气,免疫功能状况,提高生活质量是近年来一个新的重要课题。未来的诊断应当包括疾病和机体两个方面。

(8)鉴别诊断:确定肿瘤的诊断,我们十分强调病理学及细胞学诊断的重要性。

①与其他疾病鉴别的要点是肿瘤不断进展的基本特征。绝大多数肿瘤是身体细胞恶变,一般不引起发热和炎性反应,早期相对来说症状不多。有时有非特异性症状和免疫抑制,其他大多是功能性改变或浸润压迫引起。

②重视癌前病变的存在,发展的程度和阶段,有的癌前病变可在一定阶段癌变,应特别注意不要满足于已有的病理结果。多发性结肠息肉的癌变,萎缩性胃炎和胃溃疡的癌变有时甚至是多发的,如能连续观察某些标记物包括慢性肝炎的 AFP,消化道慢性疾病的 CEA 对判断恶变都有帮助。目前,业已阐明在癌前病变即有 p53 抑癌基因的失活或变异及某些癌基因的激活,将来有可能通过分子生物学早期发现癌变,可能及时治疗。

③转移灶和潜在亚临床转移的发现有助于正确制定综合治疗计划。

④不能在短时内确诊的病人,有时观察一段时间是必要的,对于大部分恶性肿瘤"诊断性"治疗有害无益。因为现有肿瘤的治疗的主要手段都有双重性,可给病人带来一定的负担。在未确诊时一般不宜贸然开始治疗。

病人可有其他并发病或继发于肿瘤的其他疾病,并可有第二原发肿瘤,在治疗前都应诊断清楚。

第五节　肿瘤的 TNM 分期

和其他疾病一样,肿瘤临床分期的目的是反映疾病的发展阶段,从而为制定治疗计划和估价预后提供依据。目前临床常用的主要是 TNM 分类,由法国学者 Pierre Denoix 在 1943—1952 年间发展,1952 年国际抗癌联盟(UICC)为了统一肿瘤学登记、统计和分类,成立了"肿瘤命名和统计学会"。以后在 1953 年与国际放射学大会成立的"国际肿瘤分期和治疗效果评定委员会"联合召开会议,一致同意将 TNM 分类系统为肿瘤临床分类的方法,并制订所有部位肿瘤的分类方法。1958 年首先出版了乳腺癌和喉癌临床 TNM 分期和疗效评价的方法。1960—1967 年间出版了 9 本小册子 23 部位的分类建议,1968 年综合为一册专著。另一个在癌症分期方面做出重要贡献的组织是美国癌症联合会(AJCC),它组织了包括临床、统计和登记领域专家的专门工作组,全面深入地设计和不断修订完善了癌症的 TNM 分期方案,它于 1977 年出版了第一版癌症分期手册。UICC 对 AJCC 的工作表示了肯定,两个组织成为合作伙伴,在 20 世纪 80 年代中期 UICC 和 AJCC 分别出版了 TNM 分类方法《国际抗癌联盟肿瘤 TNM

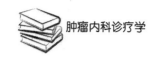

分期》和《AJCC 癌症分期手册》两本书,标志着有关癌症 TNM 分期在国际上达成一致,得到各国癌症机构的承认。两本书经修订补充后多次再版,至 2002 年已出版了第六版,目前《AJCC 癌症分期手册》已译成中文版发行。

一、TNM 分期的原则

20 世纪中叶 TNM 形成的初期,手术是肿瘤治疗的主要手段,甚至是唯一的手段。TNM 分期主要是为适应手术治疗而制订的。T 代表了原发肿瘤本身的情况,N 代表引流淋巴结的受侵,M 代表远处转移。在 TNM 三个字母右下方附加一些数字,表明某一具体肿瘤恶化的范围程度,如 T0、T1、T2、T3、T4;N0、N1、N2、N3;M0、M1 。

T 表明原发肿瘤,根据肿瘤大小和局部范围分为四级(T1、T2、T3、T4),此级标准在各个部位(器官)的肿瘤均有所不同,在许多部还可加上另外两种分级:Tis(原位癌)及 T0(未见原发肿瘤)。

N 用以说明区域淋巴结的情况,按淋巴结的受累范围可分为四级(N0、N1、N2、N3),其标准在各个部位不同。对区域淋巴结的情况难以作出估计时,则用符号 Nx。对于多数肿瘤来说,

M 代表远处转移,M0 代表无远处转移,M1 代表有远处转移。早期是无淋巴结转移,中期是有局部淋巴结转移但仍可切除,晚期是不能手术切除的同义语。这些概念延用至今,可以看出有些虽然是不足的,从现在角度来看,应当再有 M2、M3,分别代表都有哪些组织或器官受侵,也应标明受侵的程度。

半个世纪以来,在国际抗癌联盟(UICC)和美国癌症联合会(AJCC)的组织下,这一系统不断充实、完善,已经成为临床肿瘤学界的"共同语言"。但从现在肿瘤临床研究和治疗发展的角度来看,仍然有很多不足。不但如此,应当有能够反映肿瘤发展趋向(速度)和机体方面的指标才能比较全面地指导治疗和预测可能的预后。通过对每一部位的癌症侵犯的范围精确的描述和组织学分类,可以达到以下目的:

①指导临床医师制定治疗计划。

②在一定程度上预测病人的预后。

③有助于评价疗效。

④有利于各治疗中心的信息交流。

⑤有利于对人类癌症的连续研究。

通过 T0、T1、T2、T3、T4;N0、N1、N2、N3;M0、M1 即可简明扼要地描述肿瘤侵犯的范围。

适用于全身各部位癌症的基本规则为：

在各部位的 TNM 分类中全部病例均应有组织学证实，无组织学证实者应另作报告。同时，应做必要的检查以满足确定 T、N、M 的需要；每一肿瘤有两种分类：

（1）临床分类（治疗前临床分类）：以 TNM（或 cTNM）表示之。这一分类法是基于未经治疗前，来自体检、影像学、内窥镜、活组织切片及其他各种有关检查和手术探查所获得的证据。如需要详细的分类，可采用细分法（T1a、T1b 或 N2a、N2b 等）。

（2）病理学分类（手术后组织病理学分类）：以 pTNM 表示之。这一分类法是基于未经治疗前所获得的诊断依据，再由手术和病理检查所获得的其他诊断依据来补充或修正。对原发肿瘤（pT）的病理诊断，需切除原发肿瘤或进行能最大范围地估计原发肿瘤的或组织检查。对区域性淋巴结的病理诊断（pN），需清除足够数量的淋巴结，方能证实区域淋巴结无转移（pNO 或 pN）的最严重级。对远处转移的病理诊断（pM），需作组织学检查。

pT：原发肿瘤。

pTx：术后对原发肿瘤不能作出组织病理学估计。

pTo：术后组织病理学检查未发现原发肿瘤。

pTis：原位癌。

pT4：术后组织学证实的原发肿瘤范围（按序递增）。

pN —区域淋巴结

pNx：术后对区域淋巴结不能作出组织病理学估计。

pN0：术后组织病理学检查未发现区域淋巴结转移。

PN1，pN2，pN3：术后经组织病理学证实的区域淋巴结受累范围（按顺序递增）。

注：原发肿瘤直接蔓延侵入淋巴结，分类上归为淋巴结转移。当淋巴结大小作为 pN 分类的一个标准时（如乳腺癌），则测定其转移部分的大小，而不是测定整个淋巴结。

pM：远处转移。

pMx：对远处转移不能做出组织病理学估计。

pMo：组织病理学检查无远处转移。

pMl：组织病理学证实有远处转移。进一步指明 PMl 转移部位的代号见前述。

分期确定 T、N、M 和/或 PT、PN、PM 后，就可依此来分期。TNM 分类和分期一经确定后，在病例记录中即不得更改。临床分期对选择治疗方案和评价疗效是必要的，而病理分期则提供最确切的资料，来估计预后和预测最终转归。

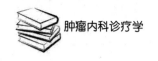
TNM 系统分类确切合理,并一目了然地记录了疾病的解剖范围。对某肿瘤而言,T 分为四级,N 分为三级,M 分为二级。这样,TNM 就有 24 个组别。因此为了便于分析及列表显示,有必要把这些组别归纳成为数个合适的 TNM 期别。采取这样的分期,是为了尽可能使同一期内的癌症病例,就生存的基础而言具有一定程度的一致性,而不同期别的生存率差别显著。

二、其他分期

另有一些肿瘤,TNM 分期不能准确反映与预后的关系,或在诊断时即是全身性疾病,因之为了解决治疗问题需要另外建立分期系统。其中比较重要的有小细胞肺癌、淋巴瘤、白血病、多发性骨髓瘤等。

第六节　肿瘤内科综合治疗的策略

近 40 多年来肿瘤的治疗已进入综合治疗的时代,即根据病人的机体状况,肿瘤的病理类型、侵犯范围(分期)和发展趋向,合理地、有计划地综合应用现有的治疗手段,以期较大幅度地提高治愈率和改善病人的生活质量。本章讨论综合治疗的原则、策略及方法,并着重对乳腺癌、骨肉瘤、大肠癌、胃癌、食管癌和肺癌等常见肿瘤近年来综合治疗的进展和前景进行讨论。

一、综合治疗的定义

1958 年中国医学科学院肿瘤医院制定了以综合治疗为模式的肿瘤治疗方向。今天,综合应用现有的可能方法诊断、防治肿瘤已经深入人心,为广大国际国内学术界所接受,但在当时还是难能可贵和具有远见的。吴桓兴是一位放射肿瘤学家,金显宅和李冰则是外科肿瘤学家,但他们共同支持和创建了一个正在发展中的幼稚学科——内科肿瘤学。当时,他们已经清楚地认识到药物治疗将成为肿瘤治疗中不可缺少的重要手段之一。根据两位前辈讨论肿瘤综合治疗的想法写下了以下定义"根据病人的机体状况,肿瘤的病理类型、侵犯范围(病期)和发展趋向,有计划地合理地应用现有的治疗手段,以期较大幅度地提高治愈率。"

这是重视病人机体和疾病两个方面,并且不排斥任何有效方法,而且目的明确即"较大幅度提高治愈率"的全面定义。对我们的临床实践有重要指导意义。当然,随着时代的发展还需要不断补充,我相信,如果他们两位仍然在世,一定会同意在综合治疗的目的中加入不但提高治愈率,而且应当改善病人的生活质量。迄今,国际肿瘤学界虽然多数同意综合治疗的结果在多数肿瘤中优于单一治疗。如 Abeloff 等的专著《临床肿瘤学》中已有综合治疗的一章,在日本将综合治疗称为多学科治疗或集学治疗,都是指个学科互同学习、补充,共同配合争取把病人治疗得更好的意思。很多研究单位和医院在学科以外还有综合治疗组或研究组。可以不夸张地说,在临床肿瘤学中多数重大进展都和综合治疗分不开。但在很多标准参考书如 DeVita 等的"Principles & Practice of Oncology"和日本的《临床肿疡学》尚未有专门的章节。因之充分发挥中医辨证论治、扶正祛邪的指导思想和我国在这一方面传统,提高综合治疗的水平从而对世界医学作出贡献是大有可为的。

二、肿瘤综合治疗的原则和计划

我们强调合理的、有计划地,就是强调要事先多商量讨论,充分估计病人最大的危险是局部复发还是远处播散,辨证论治最大限度地做到合理安排给病人带来裨益。

在肿瘤的治疗中综合治疗已经愈来愈占有重要的地位,由于肿瘤学者普遍重视开展综合治疗,使很多肿瘤的治愈率有了相当提高,而且有很多新的研究课题正在开展。

近年来由于新药的不断涌现,集落刺激因子、细胞因子、隔离环境、成分输血和其他支持治疗的发展,临床医生可以将以往的"常规剂量"提高数倍,从而使治愈率有相当幅度的提高。对以往制定的最适剂量也应重新加以评价。更重要的是,临床医生正在将实验研究的重大成果迅速地用于临床,而且在常见肿瘤甚至某些罕见肿瘤的治疗上也积累了丰富的经验。

从历史上来看,手术是第一种根治肿瘤的方法。对于某些局限性肿瘤,单用手术方法有时即可治愈。但很多病人单靠手术治疗不能防止肿瘤复发和远处转移;有些病人即使用了"超根治术",也不能取得根治性疗效。如果手术合并放射或化学治疗,使很多肿瘤,即是姑息性手术也能取得较好的效果。放射治疗目前虽已能根治多种肿瘤,但还有一定的局限性,配合其他治疗方法,则疗效可有相当提高。化学治疗的发展历史较短,目前单独应用在多数肿瘤处于姑息性治疗的水平,但对于某些肿瘤已取得相当高的治愈率。因此多数学者认为,化疗正在从姑息治疗向根治水平过渡。但是化疗也有很大的缺点,它对肿瘤细胞的选择性抑制作用不强,全身用药毒性较大。祖国医学在调动机体的抗病能力、减轻其他治疗的副作用方面,有着独特的长处,但对肿瘤的局部控制作用一般较差。根据对肿瘤免疫学的认识,多种生物反应调节剂(BRM)正在临床试用,其作用属于 0 级动力学,即一定的免疫活性细胞或抗体可以消灭一定

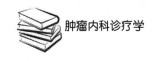

数量的细胞。与常用化疗药作用不同,它们多属于一级动力学,即仅能够杀灭一定比例的瘤细胞。人们寄希望于通过调节免疫功能消灭残存的数量不多的,然而也正是手术、放射或化学治疗难于解决的那些肿瘤细胞,从而在一定程度上提高治愈率。随着基因工程的发展,目前已有可能提供大量高纯度的各种细胞因子,特别是干扰素、白细胞介素和集落刺激因子,为肿瘤治疗开拓了新途径。特别令人鼓舞的是新的靶向治疗药物的出现使得生物治疗领域发生了根本的变化,某些靶向药物的疗效已经不逊色于传统的化疗,而且毒性相对较低。传统的观念受到挑战,靶向药物可以在综合治疗的早期就得到应用,或者与化疗同时使用,病人可以更早更多的从中获益。生物和靶向治疗已不再是常规治疗手段失败后的补救手段,而应与各种常规手段有机配合各起到自己的作用而完成综合治疗的总体任务。目前,正有多种生物靶向类新药进行临床研究,相信今后还会有大量的生物和靶向药物出现,疗效还会进一步提高。此外,化学预防甚至基因预防也已进入临床。

这些发展,促使人们认识到作为全身性治疗的内科治疗,在肿瘤治疗中的重要地位,也是当临床肿瘤研究中最活跃的一个领域。合理、有计划的综合治疗已在相当多的肿瘤中取得较好的疗效。近40年来综合治疗已经取代传统的单一治疗,而且在相当多的肿瘤中提高了治愈率。由于改善了对于肿瘤的全身性控制,使得某些病人就是有了播散仍可能治愈。在另一方面,也促进了肿瘤生物学的发展,促使我们对肿瘤的基因调控、生长和播散规律、异质性或不均一性(heterogeneity)、增殖动力学、耐药性(特别是多药耐药)、代谢分布等有了比较深入的认识。

综合治疗的主要原则有以下两点:

(一)目的要明确,安排的顺序要符合肿瘤细胞生物学规律

肿瘤治疗失败的主要原因可有三方面:一是局部治疗不彻底,或在不成功的治疗后局部复发;二是远处播散;三是机体免疫功降低给肿瘤复发播散创造了有利条件。为此,处理病人时我们应首先明确以下3点:

①病人的机体状况:特别是免疫和骨髓功能状,与肿瘤的对比即中医所说的正邪之间的对比。免疫功能低下有利于肿瘤发展,而肿瘤发展又会进一步抑制机体的免疫功能。所以,肿瘤病人尤其是晚期患者免疫功能的缺损通常是明显的。但在这种情况下,单靠扶正通常不易很好地控制肿瘤。中西医都认为正虚邪实的情况下,必须采取一定祛除肿瘤的措施。

在少见的情况下,我们可以看到正邪之间处于很脆弱的平衡状态。例如在低度恶性的淋巴瘤病人,机体的免疫功能还未受到严重的损伤,有时淋巴结增大,有时又可

"自发"缩小。所以,很多学者主张可以小心观察等待肿瘤肯定发展时再治疗(所谓Watch & Wait)。这时,对有的病人单靠扶正也可使病情稳定相当长的阶段。另外还有些病人的肿瘤经过治疗后虽然并未完全消失,但通过扶正治疗患者可以长期带瘤生存,这说明正邪之间也是处于相对平衡的状态。

所以,我们可以将治疗过程归纳为:第一阶段尽可能除去肿瘤;此后进入第二阶段使病人体力各方面得到恢复,特别是着重重建病人的免疫和骨髓功能;以后视情况再进行强化治疗。治疗后同样还是需要不断提高病人的机体免疫状况。而在治疗肿瘤即在祛邪的同时,注意保护病人的机体特别是免疫和骨髓功能、肝肾功能也是十分重要的。

②局限与播散:很多肿瘤相对说来比较局限,播散趋向很小,如前边我们说的皮肤癌。但也有很多肿瘤播散趋向明显,如小细胞肺癌、骨肉瘤、小细胞肺癌和睾丸肿瘤等。因此,在确定病人治疗时一般应根据病人的病期即侵犯范围决定首先采取那一种治疗手段。但是,对于同一种或同一病期的病人也应具体分析局限与播散的问题,有些病人的肿瘤虽然表面上局限,但潜在播散可能很大,如年轻妇女的或妊娠哺乳期乳腺癌,即应考虑首先给予一定全身和局部控制,如术前化疗或照射,然后再手术,术后再采取相应的辅助化疗和预防性照射即比较容易成功。

③治疗给病人带来的益处和负担:现有多数治疗如手术、放射、化疗和生物靶向治疗由于具有一定副作用都会给病人机体带来相当负担。所以要充分衡量加一种治疗可能给病人带来的得失。很明显,有些年迈或虚弱的病人,以及肝主要脏器功能不全的病人很难承受上述治疗,尤其是手术、大面积放疗及高剂量化疗,甚至一些生物治疗。相当多的中药也有一定副作用,在上述情况也需特别慎用。对于根治性治疗,目前已有明显趋向是应考虑对病人的机体和精神上的影响,而要求尽可能保留病人的器官。例如在很多肿瘤中心已愈来愈少作乳腺根治术,有很多单位已经选用在保证根治乳腺癌的同时重建乳腺,以保留好的外观;头颈部毁容的手术也逐渐为小手术加放射取代。骨肉瘤也很少做截肢术而用植入义骨以保留功能。在姑息治疗时,充分权衡给治疗人带来的得失更为重要。有时大面积照射和高剂量化疗会给病人带来相反的效果,使病人肿瘤播散更快。

(二)安排要合理

在充分衡量正邪之间、局限与播散及权衡的情况下,如何制定合理、有计划的综合治疗方案也很重要。这需要通过多学科的医生充分讨论协商。对于某些肿瘤,局部控制相对是个主要问题。例如皮肤肤癌局部治疗包括手术切除、放疗或化疗(如氟尿嘧

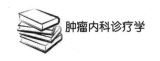

啶、秋水仙油膏、皮癌净等)都可将其治愈。这样就没有必要再加用其他治疗,如扩大切除或预防照射都是不必要的。在另一些情况下,如绒毛膜上皮癌、骨肉瘤、小细胞肺癌等,虽尽量扩切除或照射,都不能消除远处播散的可能。因此,必须采取必要的全身措施,才能达到根治的目的。还有一些肿瘤,如多发性骨髓瘤、白血病和某些恶性淋巴瘤,多数在诊断时即属全身性,所以化疗是首选的治疗方法。而一些以局部复发为主要问题的肿瘤,如中枢神经系统肿瘤、头颈部癌,辅助放疗可在一定程度上提高手术治疗的治愈率。即使是同一种肿瘤,也需要根据不同发展阶段和趋向,估计局部与播散那一个可能最大,从而采取适当有效的治疗措施。例如,乳腺癌在迅速发展阶段不宜贸然手术,而应先用放射或化疗,待肿瘤相对稳定后再施行手术。多数早期癌,单独手术即可治愈,过分的放疗或化疗反而有害。另一方面,有些晚期直肠癌、卵巢癌经化疗或放疗取得一定程度的控制后,如能手术切除则可以提高治愈率。从免疫学角度来看,肿瘤发展迅速,说明机体免疫处于抑制和"麻痹"状态,手术后无疑地易发生播散。而若经过其他治疗措施,待肿瘤稳定后再手术,则播散机会将大大下降。

三、综合治疗的几种模式

综合治疗的模式

---

1. 传统模式 (adjuvant chemotherapy/radiotherapy)

(术后放化疗)乳腺癌、睾丸肿瘤、大肠癌、软组织肉瘤

2. 先化疗/放疗后手术(primary chemotherapy/radiotherapy)

(保留器官的先化疗及放疗) 骨肉瘤(各期)、头颈部癌(Ⅱ~Ⅲ期)、乳腺癌(Ⅲ期)、肺癌(ⅢA期)

3. 不能手术的病人先化疗或放疗后手术(adjuvant surgery)

卵巢肿瘤、睾丸肿瘤、小细胞肺癌、头颈部癌

4. 放化疗同时进行(Ewing 氏瘤模式)

尤文瘤、非小细胞肺癌

5. 化放疗加生物及靶向治疗

非霍奇金淋巴瘤、胃癌、乳腺癌、非小细胞肺癌、头颈部癌、大肠癌

(一)辅助放化疗

对于比较局限的肿瘤先手术,以后根据手术情况加用放疗及/或化疗。乳腺癌就是成功的例子,有淋巴结转移的病人,应进行预防性照射(如锁骨上和内乳区,同时也需要辅助化疗)。就是没有淋巴结转移的 T1、T2 病人,如果有播散趋向(如年轻、发展快,病理检查低分化,淋巴管或血管有瘤栓、癌周细胞反应不佳等),也都应给术后化

疗,以提高治愈率期乳腺癌病人术后进行三苯氧胺治疗,不但可以提高治愈率,而且可以降低对侧发生乳腺癌的机会。正是由于有了综合治疗,Ⅱ、Ⅲ期乳腺癌的治愈率不但有了提高,而且术后病人的生活治质量也有改善。

（二）术前放化疗

对于局部肿块较大或已有区域性转移的病人可先作内科治疗或放疗,以后再行手术 有些肿瘤局部较晚但尚无远处转移的病人,一个较小的手术与放射综合常可取得良好疗效和较佳生活质量。晚期的乳腺癌病人近年有人尝试先行化疗,局限以后再作手术,术后再根据情况进行放疗和/或化疗。这样在相当程度上可以提高治愈率。这方面的工作虽然很多年来已有人开展,尤其是骨肉瘤,睾丸肿瘤和卵巢癌几乎已经成为常规方法。骨肉瘤尽管可通过截肢局部切除,但多数学者均主张先做术前化疗,以后再手术,这样可使治 率明显提高。不能手术,甚至已有转移的睾丸和卵巢肿瘤在化疗和/或放疗后手术业已证明可以提高治愈率。美国学者通过术前化疗治疗非小细胞肺癌 5 年治愈率可达 44%,引起广泛兴趣。但提出先期化疗是 1980 年代由意大利 Bonadonna 提出的。随后欧美国家对乳腺癌、食管癌、胃癌、大肠癌和非小细胞肺癌开展了随机对比研究,使之成为热门课题,在一定程度上代表了一种新的趋向。

此外,有的肺鳞癌患者可能伴有肺不张及感染,甚或伴有肺门和/纵隔淋巴结增大,这样的患者也可先作放射治疗使支气管通畅,引流好转,肺炎消散后再手术。我们的经验是这类患者纵隔淋巴结肿大并不一定意味着转移,因为炎症同样可以引起淋巴结炎而肿大。对少数患者开展这样的治疗,在手术后根据情况进行纵隔淋巴区照射及化疗,同样可得治愈。

（三）通过化疗和/或放疗使不能手术的病人变为可以手术

成功的例子已有很多,前已介绍睾丸和卵巢肿瘤。另一比较突出的例子是小细胞肺癌,国内外众多的经验都说明在化疗后手术能够提高治愈率。这可能是由于:切除那些耐药的肿瘤细胞,减少复发;在混合癌切除,可能存在的其他成分,降低复发机会;降低放射治疗后放射性肺纤维变。我们相信,随着其他治疗手段疗效的提高,肿瘤外科的基本原则(即对于能彻底切除的患者尽量作根治性切除,其他患者不要贸然手术)将会不断被打破。但会使手术的适应证扩大,手术范围缩小,治愈率提高,有时为了解除病人放化疗后引起的并发症,如放疗后的肠狭窄梗阻,瘢痕挛缩导致的肢体运动障碍,化疗引起的肠麻痹等在必要时亦可施行手术。

（四）放疗和化疗综合

不能手术病人放疗和化疗的安排,多数学者主张最好先作化疗,或化疗与放疗同

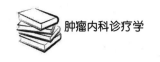

时行。因放疗后的纤维化引起血管闭塞使化疗药物很难进人。但在有些情况下如上腔静脉压、颅内转移和骨转移等,为了尽快缓解病情也可先作放疗。内分泌治疗对于乳腺癌的综合治疗中占有一定地位,特别是绝经后 ER/PR 阳性的病人目前已有作为术前治疗的研究.在局部晚期或已有转移的病人在综合治疗中空可取得较好疗效.

(五)生物及靶向治疗的应用

由于目前除在个别病例外尚无资料证明生物疗法单用可以治愈晚期癌症,所以多作为辅助应用。在这一方面近年来已经有了一定成果。我们应用扶正中药辅助放疗/化疗治疗乳腺癌、子宫颈癌和小细胞肺癌,应用香菇多糖配合化疗治疗晚期胃癌,不但可以减少不良反应,而且可以提高远期结果。已知很多抗肿瘤药具有诱导肿瘤细胞凋亡的作用。此外,还发现很多不属于常用抗肿瘤药也具有诱导凋亡的作用如熊果酸,分化诱导剂如维 A 酸类。

近年来,随着分子生物学技术的提高和从细胞受体和增殖调控的分子水平对肿瘤发病机制的进一步认识,开始了针对细胞受体、关键基因和调控分子为靶点的治疗,人们称之为"靶向治疗 targeted therapy"。这些领域包括具有靶向性的表皮生长因子受体(EGFR)阻断剂,针对某些特定细胞标志物的单克隆抗体,针对某些癌基因和癌的细胞遗传学标志的药物,抗肿瘤血管生成的药物,这些药物的单独应用或配合化疗近几年被认为是一大突破。

1998 年美国发表了针对乳腺癌细胞核内 ner-2 基因过度表达而研制的单克隆抗体 Herceptin 在晚期乳腺癌单用和与化疗联合的疗效,Herceptin 和紫杉醇合用使有效率和生存时间提高一倍。2005 年,新英格兰医学杂志发表 2 篇研究论文,说明 Her-2 阳性早期乳腺癌妇女术后应用 Herceptin 加紫杉类使乳腺癌复发风险下降 46% ~ 52%,死亡风险下降 1/3。成为靶向治疗作为术后辅助治疗的突破。由于发现其他腺癌也有 Her-2 的过度表达,人们对 herceptin 寄予很大希望。同时受到重视的还有针对 B 细胞表面 CD20 受体的单克隆抗体利妥昔单抗配合化疗治疗淋巴瘤的结果。近几年内美国 FDA 连续批准 6 个单克隆抗体上市。这无疑是临床医学制药领域中的巨大突破。

抗血管生成剂在体内可以阻断对肿瘤生长十分重要的血液供应,使肿瘤不能在体内播散。这类药物最大优点之一是它不会产生肿瘤耐药,在联合化疗中十分有利。我国发展的血管内皮抑素(恩度)已经经过批准上市作为肺癌化疗的辅助药物。另一令人重视的是从人参中提取的有效成分 Rg3,也有提高化疗疗效的作用。此外,还有很多中药都具有对抗肿瘤新生血管的作用,包括姜黄素、青蒿琥酯、熊果酸、苦参碱、茶多酚、灵芝多糖、红素、云芝多糖等,值得进一步研究。

已经批准的抗肿瘤单克隆抗体

名称	商品名	靶点	抗体类型	适应证	FDA 批准年限
利妥昔单抗（Rituximab）	Rituxan/Mabthera（美罗华）	CD20	嵌合性 IgG1	B 细胞淋巴瘤	1997
Alemtuzumab	Campath	CD52	人源化 IgG1	B-慢淋白血病	2001
曲妥珠单抗（Trastuzumab）	Herceptin（赫赛汀）	Her-2/neu	人源化 IgG1	乳腺癌	1998
西妥昔单抗（Cetuxamab）	Erbitux（爱必妥）	EGF-R	嵌合性 IgG1	大肠癌	2004
贝伐单抗（Bevacizumab）	Avastin	VEGF	人源化 IgG1	大肠癌	2004

正常细胞的生长、分化和生理功能很多是通过接受来自细胞外的各种信号来协调实现的。多数情况下肿瘤细胞中存在着某些细胞信号传导的过度活跃,或正常信号分子过度表达,理论上可通过阻断过度激活的细胞信号传导途径,或抑制过度表达的信号分子的方法,使肿瘤细胞生长速度减慢,直至接近正常细胞水平。阻断方式除了前述的采用特异性单抗类药物与胞外受体结合使之失活外,还可以在胞内多个环节阻断信号传导,最成功的例子是作用于细胞内酪氨酸激酶的一些小分子抑制剂,如 Imatinib、Gefitinib、erlotinib。这些药物的抗肿瘤作用可能通过抑制肿瘤细胞损伤修复、细胞周期阻滞、诱导细胞凋亡、抑制血管生成等而实现。除了酪氨酸激酶抑制剂以外,还有其他作用在血管生成、蛋白酶体等的多种小分子药物正在研究中,少量已获批上市。2006 年 ASCO 年会上几组资料报告了另一酪氨酸激酶抑制剂 Lapatinib 的结果。此药对 Her2 阳性,接受过蒽环类、紫杉类和曲妥珠单抗治疗失败的晚期乳腺癌有一定疗效;还有人报道对 Her2 过度表达的炎性乳腺癌的以及有颅内转移的病人有效。

目前认为实体瘤的信号传导是一个复杂的、多因素的蛋白网络系统,抑制单一信号传导往往不足以遏制肿瘤的进展。临床试验结果显示,多靶点抑制剂在治疗方面优于单靶点抑制剂,多靶点联合阻断信号传导是肿瘤治疗和药物开发的发展方向。

我们相信随着临床经验的积累、治疗策略和用药艺术的提高,靶向治疗在综合治疗中的地位必然会有所提高,尤其是多靶点肿瘤信号传导抑制剂将在肿瘤的治疗中扮演越来越重要的角色。

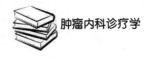

FDA 业已批准上市的信号转导药物

药物	商品名	适应证
伊马替尼（imatinib）	格列卫（Glivec，Gleevec）	慢粒白细胞，GIST
吉非替尼（gefitinib）	易瑞沙（Iressa）	NSCLC
埃罗替尼（erlotinib）	Tarceva	NSCLC，胰腺癌
索拉非尼（sorafenib）	Nexevar	肾癌、肝癌
sunitinib	Sutent	肾癌、GIST
范得他尼（vandetanib）Zactima		甲状腺癌

第一章　肿瘤学基础

第一节　流行病学

一、基本概念

(一)定义

肿瘤流行病学是研究肿瘤在人群中的分布规律,流行原因和预防措施的一门学科。

(二)任务

肿瘤流行病学的主要任务是掌握癌情,探讨肿瘤的病因,预防肿瘤发生的措施以及考核肿瘤预防措施的效果。

(三)研究对象

以群体为对象,而不是临床上的某个显性病人。肿瘤流行病学研究立足于总体,即观察的对象不仅限于临床的显性肿瘤患者,隐性患者,还包括处于癌前状态的患者

(四)常用的流行病学研究方法

流行病学研究方法的分类目前有多种,从流行病学研究的性质来分,大致可分为描述流行病学研究、分析流行病学研究、实验流行病学研究、理论性研究四大类。

描述流行病学研究主要有横断面研究、生态学研究等方法。

分析流行病学研究主要有病例对照研究、队列研究等方法。

实验流行病学研究主要有临床试验、现场实验、社区干预等方法。

理论性研究主要有理论流行病学、流行病学方法研究等。

(五)肿瘤流行病学研究资料来源

1.肿瘤的登记报告

主要包括以人群或医院为基础的登记报告,是掌握肿瘤发病,死亡动态的一种基

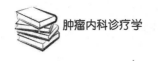

本方法。

2.肿瘤死亡回顾调查

对既往居民死亡及死亡原因的调查.它可以在较短时间内获得关于较大地区内居民的死亡情况和死因全貌的资料,尤其对恶性肿瘤的流行病学调查有很大的帮助。

3.肿瘤患病情况调查

反映该地区恶性肿瘤发病水平和分布的特点

4.肿瘤病理资料

在既无登记报告资料又无肿瘤普查资料时,病理诊断材料有时可提供有用线索

(六)恶性肿瘤负担的描述指标

1.肿瘤发病率

是指一定时间内,某特定人群中某种恶性肿瘤新发病例出现的频率。计算发病率时,可根据研究疾病及研究问题的特点来选择时间单位,恶性肿瘤一般以年为时间单位,常以 10 万分率来表示。

2.肿瘤患病率

也称为现患率、流行率。是指在特定时间内,特定人群中某种肿瘤新旧病例数所占的比例。

其与发病率的区别表现在以下两个方面:①患病率的分子为特定时间内所调查人群中某种肿瘤的新旧病例数,而发病率的分子为一定时间内暴露人群中新发生的病例数。②患病率是由横断面调查获得的疾病频率,衡量肿瘤存在和流行的情况,是一种静态指标。而发病率是由发病报告或队列研究获得的疾病频率,衡量疾病的出现,为动态指标。

患病率主要受发病率和病程的影响。如果某地某病的发病率和病程在相当长的时间内保持稳定,则患病率、发病率和病程三者之间存在如下关系:

患病率=发病率 X 平均病程。

患病率升高和降低的意义视各种疾病的实际情况而定。如某种肿瘤的患病率增高,既可以是发病率真的增高,也可以是因治疗的改进使患者寿命延长所致。因此,患病率的资料要结合发病率、治愈率等方面的资料进行综合分析,才能做出正确的结论。

3.肿瘤死亡率

是指某人群在一定时期内死于某种肿瘤的人数在该人群中所占的比例。肿瘤死亡率是测量人群某种肿瘤死亡危险的常用指标。其分子为某种肿瘤的死亡人数,分母为该人群年平均人口数。

4. 构成比与率的区别

构成比说明某一事物内部各组成部分所占的比重或分布,常以百分数表示,构成比的分子部分包括在分母部分,因此,构成比不能说明某事件发生的频率火者强度,不同地区、不同条件下的构成比不能当作率使用,这种构成比也不能相互比较。

5. 标准化率

在分析肿瘤发病/死亡率的动态变化或比较不同地区、单位、职业的肿瘤发病率时要考虑到人口的性别、年龄等其它因素构成的影响。即不同地区人群之间的发病/死亡率的比较必须经过标准化的处理方可进行。

二、恶性肿瘤的流行情况

恶性肿瘤是全球第三大死因。世界卫生组织 2002 年统计资料表明,全球恶性肿瘤新发病例 1090 万,死亡人数 670 万,现患人数 2460 万。2005 年统计恶性肿瘤死亡人数已经上升到 760 万。全球因恶性肿瘤死亡的人数已占总死亡人数的 12%,20 年后全球每年死于恶性肿瘤的人数将达到 1000 万,每年新增人数达 1500 万。此外,恶性肿瘤是造成全球 15~64 岁工作年龄人口死亡和伤残的第一位原因。

目前全世界发病率最高的恶性肿瘤是肺癌,每年新增患者 120 万,占肿瘤死亡的 17.8%。其次为乳腺癌,每年新增患者 100 万;随后依次为结直肠癌(94 万人)、胃癌(87 万人)、肝癌(56 万人)、宫颈癌(47 万人)、食管癌(41 万人)。其中危害最严重的为肺癌、胃癌和肝癌,分别占恶性肿瘤死亡的 17.8%,10.4% 和 8.8%。

我国 20 世纪 70 年代的全人口、全死因回顾调查和 90 年代的 1/10 人口死因回顾抽样调查,基本摸清了我国人群的肿瘤死亡分布情况和变动趋势,使我国的肿瘤防治工作置于科学的基础之上,而我国特有的多种肿瘤高发现场为我国的肿瘤防治研究提供了宝贵的资源并能与世界共享。我国的肿瘤高发现场有:鼻咽癌—广东中山市、四会市;食管癌—河南林州市、河北磁县、四川盐亭;胃癌—山东临朐、栖霞;肝癌—江苏启东、广西梧州;肺癌—云南个旧;宫颈癌—山西襄垣、阳城、陕西洛阳;肠癌—浙江嘉善。

据 1990—1992 年调查资料,我国以消化道肿瘤死亡为主。男性肿瘤死亡的前四位是胃癌、肝癌、肺癌、食管癌,女性肿瘤死亡的前四位是胃癌、食管癌、肝癌、肺癌,与发达国家的肿瘤谱显然不同。从 1973—1992 年的 20 年间,肿瘤死亡上升了 12%(调整率),占死因的 17.9%,居死因第二位。在我国的大、中城市,近年来可见肺癌、乳腺癌发病在上升。

据估计,2000年我国恶性肿瘤新发病例200万左右,死亡人数150万左右,现患病例300万左右。20世纪70年代以来,我国恶性肿瘤死亡率呈明显上升趋势。由于主要影响因素是人口年龄结构的变化,以及暴露于不良生活方式及环境的人口基数过大,未来的20~30年间,我国癌症死亡率将继续上升。我国农村癌症死亡率的上升趋势明显高于城市,在农村高发区,癌症的危害尤为严重,值得重视。

我国20世纪70年代恶性肿瘤死亡顺位为胃癌、食管癌、肝癌、肺癌及宫颈癌;90年代死亡顺位为胃癌、肝癌、肺癌、食管癌及结直肠癌;而到2000年,恶性肿瘤死亡顺位为肺癌、肝癌、胃癌、食管癌及结直肠癌。可以看出,我国正处于由发展中国家高发癌谱向发达国家高发癌谱过渡的时期,已经形成二者共存的局面,加大癌症防治的难度。

我国应该重点预防的癌症依次为肺癌、肝癌、胃癌、食管癌、结直肠癌、乳腺癌、宫颈癌以及鼻咽癌,以上肿瘤合计占恶性肿瘤死亡的80%。当前在肝癌、胃癌、食管癌等死亡率居高不下的同时,肺癌、结直肠癌、乳腺癌等有明显上升趋势。恶性肿瘤的防治是最重要的公共卫生问题之一。

三、肿瘤的预防与控制

(一)概述

无论在发达国家或发展中国家,恶性肿瘤的危害不容忽视,由于人口的老龄化等原因,使得恶性肿瘤增长的趋势不减,恶性肿瘤的预防与控制已经成为世界各国无法回避的公共卫生问题。

在环境因素致癌的理论提出后,人们发现80%~90%的肿瘤是由环境因素造成的,包括生活方式、膳食、社会经济和文化等。因此从理论上说大部分人类肿瘤是可避免的。已有的研究表明:癌症的死亡中1/3与吸烟有关,1/3与不合理膳食有关,其余1/3与感染、职业暴露及环境污染等有关,仅1%~3%为遗传因素所致。这种定量的估计为癌症的预防与控制提供了明确的思路。

WHO提出的"1/3肿瘤病人可以预防、1/3肿瘤病人可以治愈、1/3肿瘤病人可以延长生命提高生存质量"是对肿瘤预防与控制工作的高度概括,也是肿瘤防治工作为之努力的目标。

(二)恶性肿瘤的三级预防措施

1.肿瘤的一级预防(即病因学预防)

是指对一般人群消除或降低致癌因素,促进健康,防患于未然的预防措施。有效

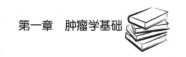

的以及预防措施包括以下几个方面:

(1)戒烟:吸烟与肺癌等癌症的因果关系已被全球多次流行病学研究所确定,提供了迄今为止人类预防癌症的最好机会,并为若干发达国家的实践所证实。控制吸烟可减少大约80%以上的肺癌和30%的总癌死亡。90年代美国男性肺癌的发病及死亡率的下降趋势带动了90年代美国肿瘤的总发病及死亡也呈下降趋势,归功于大规模地戒烟。

(2)合理膳食:膳食的作用具有普遍性,研究的焦点主要集中于膳食内脂肪和维生素的摄入。食用大量蔬菜和水果,会减少某些肿瘤的发生。

(3)节制饮酒:饮酒会诱发许多肿瘤,主要咽、口腔、食管,并与吸烟有协同作用。

(4)免疫接种:已明确证实人乳头瘤病毒(HPV)与女性子宫颈的癌的发生有关、乙肝病毒(HBV)增加原发性肝癌的危险。由WHO资助的抗HBV感染的疫苗接种预防新生儿乙型肝炎进而降低肝癌发生的试验已在我国启东进行了18年。HPV疫苗预防子宫颈癌已经进入三期临床试验。

(5)防止职业癌:如防止工作环境中的电离辐射、石棉等。

(6)健康教育健康促进:把已知的肿瘤的危险因素、保护因素通过各种形式、途径告诉广大群众,使他们建立合理的饮食习惯、健康的生活方式等。

2.肿瘤的二级预防(即发病学预防)

是指对特定高风险人群筛检癌前病变或早期肿瘤病例,从而进行早期发现,早期预防和早期治疗,其措施包括筛查和干预实验。

(1)宫颈癌筛查:宫颈涂片已取得了广泛的认同,是降低宫颈癌死亡率的首选方法。高危性HPV检测目前在许多国家已开始用于高风险人群筛查。

(2)乳腺癌的筛查:在拍片技术比较高的条件下对乳房拍片,可降低乳腺癌死亡率;向群众教授乳房自检。

(3)结直肠癌筛查:大便隐血(FOB)筛查早期结直肠癌;乙状结肠镜普查可明显降低死亡率。

(4)胃癌的普查:胃癌的内镜筛查在日本已取成功,使早期胃癌的发现率超过40%。

(5)食管癌的早期诊断和治疗:我国林县开展的内镜下碘染色+指示性活检筛查食管癌,取得了良好的效果。检查发现的食管上皮重度不典型增生/原位癌可采取内镜黏膜切除、氩离子凝固治疗等微创治疗,效果良好。

3.肿瘤的三级预防

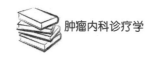
是指对现患肿瘤病人防止复发,减少其并发症,防止致残,提高生存率和康复率,以及减轻由肿瘤引起的疼痛等措施,如三阶梯止痛、临终关怀等。

第二节 病因学

一、对癌变的认识

随着近代科学技术特别是20世纪生物医学的飞速发展,人类对肿瘤病因的认识已经深入细胞水平和分子水平。根据现代细胞生物学观点,肿瘤是一类细胞疾病,其基本特征是细胞的异常生长。由于每个肿瘤都起源于单一细胞,所以肿瘤细胞的恶性行为是通过细胞增殖传递给子代细胞的,这表明肿瘤是涉及遗传物质(DNA)结构和功能改变的疾病。说肿瘤是涉及DNA结构和功能的疾病,是指肿瘤的发生与形成肿瘤的那些细胞的DNA损伤密切相关。从肿瘤的基本特征及其定义出发,理论上,任何引起DNA损伤并最后导致细胞异常生长和异常分化的物质,都是潜在的致癌因素。

二、致癌病因

绝大多数肿瘤是环境因素与细胞的遗传物质相互作用引起的。环境因素是指诸如香烟、膳食成分、环境污染物、药物、辐射和感染原等。其中以饮食因素的比重比较大,例如来自高盐饮食摄入国家的多项研究证明了高盐饮食具有增强化学物质的致癌作用。其机制可能是高盐饮食破坏了胃黏膜的保护层,引起退行性反应性炎症,增加DNA加合物的形成和细胞增殖。一般把环境致癌因素分为三大类,即生物(主要是病毒)、物理(主要是辐射)和化学。

①致癌病毒可分为DNA病毒和RNA病毒两大类。

②物理致癌物包括电离辐射、紫外线、石棉等。

③化学致癌物包括直接致癌物、间接致癌物和促癌物三大类。所谓直接致癌物,是指这类化学物质进入体内能与体内细胞直接作用,不需代谢就能诱导正常细胞癌变的化学致癌物。所谓间接致癌物,是指这类化学物质进入体内后需经体内酶活化,变成化学性质活泼的形式方具有致癌作用的化学致癌物。促癌物单独作用于机体内无致癌作用,但能促进其他致癌物诱发肿瘤形成。

这些物质进入细胞后可造成DNA损伤,DNA损伤如果不能被及时和有效的修复将导致细胞突变。人体中主要的DNA修复系统有碱基切除修复系统、核苷酸切除修复系统、同源重组修复系统、错配修复系统和其他单基因修复机制。原癌基因和肿瘤抑制基因的发现，为认识 DNA 损伤与细胞生长失控之间的联系提供了桥梁。这两类总数过百的基因，在组织中相互协作，负责调控细胞的生长和分化。如果突变发生在这两类基因上并且不断累积的话，就有可能通过一系列机制导致细胞生长失控而发生癌变。

三、癌变过程

细胞癌变是一个多阶段的过程，这个过程包括以一系列基因突变事件为特点的启动阶段；然后是已启动的细胞的克隆选择和扩展，在促癌剂的作用下形成界限明显的癌前病灶，此阶段为促进阶段，这个阶段是漫长的，是癌变的限速步骤，而且可能是可逆的。癌前病变进一步发展，形成具有高度侵袭性的肿块，并常常伴有向其他部位转移的特征，这个阶段为进展阶段。在这个阶段，DNA 损伤更加广泛而严重，常见有多发的染色体缺失、断裂、异倍体等现象。在动物实验中，可人为造成这种连续有序、而不重复的三个阶段，然而，对于暴露于复杂环境因素的人类，则不大可能存在这种界限明显的情形。细胞癌变的发生是导致细胞稳定性丧失的基因改变不断累积的结果。病理学研究已经发现，在自然状态下，靶组织中常常同时存在程度不同的不典型增生细胞和具有恶性行为的癌细胞。

癌的发生和发展受遗传的和获得的因素的影响。暴露于致癌物是导致癌发生的主要原因，然而同样暴露于致癌物，有些人发生癌症而另一些人则能活过正常生命期，提示存在个体易感性。决定癌症易感性的遗传因素主要包括一些罕见的、高度外显的种系基因突变(如家族性乳腺癌/卵巢癌、Li-Fraumeni 综合征和着色性干皮病等)，以及一些常见的致癌物代谢基因多态(如 CYP1A1、CYP2E1 和 GSTM1 等)，DNA 修复基因多态(如 XPD、ADPRT 和 XRCC1 等)和细胞增殖及凋亡控制基因多态(如 Fas、FasL 和 MDM2 等)。此外，年龄、性别、免疫和营养状况等非遗传因素，也可通过生理和病理状态以及激素作用等途径，影响个体对癌症的易感性。对癌症易感基因的研究有助于了解导致较常见散发性肿瘤发生的机理；建立针对受癌症易感基因影响的生长调节途径或 DNA 修复途径的方法；产生同时适用于遗传性和散发性肿瘤的新型治疗手段；评价化学预防或筛选策略。

众所周知，不同人种或民族的各种肿瘤的发生率和肿瘤谱有很大的差别，其原因除了与环境因素有关外，遗传背景尤其是基因多态的差异毫无疑问也是重要的决定因素。研究证明一些基因的单核苷酸多态具有显著的人种和民族的特异性。如果所涉

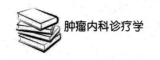

及的基因确实与癌症的发生和发展有关的话,那么这种基因多态频率的差异显然会造成不同人种或不同人群癌症易感性的差异。例如,NAT2慢代谢型频率在白人中约50%,黑人中约35%,而亚洲黄种人中只有约10%,这种差异与这三种人群的膀胱癌发生率趋势一致,即白种人>黑种人>黄种人。在美国,白人和黑人以及不同民族的白人之间肺癌发病率有很大差异,此种差异无法用吸烟的差别来解释,而可能与遗传背景的差异有关。总之,越来越多的研究证明,癌症不仅仅是环境因素引起的,个人的遗传易感性因素也是导致肿瘤发生的重要原因。但是,肿瘤的发生和发展涉及多因素的作用、多步骤形成和多基因的参与,因此,不可能有哪一个人类种群对癌症不易感,也不可能有哪一个人类种群始终比其他人类种群对肿瘤更易感。在论及肿瘤病因和遗传易感性时,不能离开特定的人群和环境两个背景,更不能把一个特定人群的研究结果简单地外延到另一个不同的人群。

综上所述,不同个体对环境致癌的易感性不同,这种易感性是由许多遗传的和非遗传的因素构成的;环境-基因之间的相互作用非常复杂,它所涉及的不只是单基因的作用而是多基因的联合作用。癌症遗传易感因素研究结果对阐明癌症发生的机理和防治具有极其重要的意义。首先,它可直接用于鉴定环境危险因素,使癌症病因研究中的因果关系和作用机制更加明确。其次,它可被用于鉴别高风险个体,使预防的对象更加明确。第三,它可指导临床实践,如对高度易感性患者进行定期体检或有效普查以获得早诊早治。第四,它最终将为临床早期检测癌症提供新的、更简易的和更可靠的方法。此外,癌症遗传易感性相关知识可用于指导易感个体改变不良生活方式(如戒烟)以避免或最大限度地减少暴露于致癌物的机会。

第三节   肿瘤分子生物学

一、肿瘤细胞的物质代谢

肿瘤细胞的最基本的生物学特征就是恶性增殖、分化不良、浸润和转移等。这些恶性行为与肿瘤的特殊生化代谢过程密切相关。细胞癌变是从致癌因素引起靶细胞的基因突变开始的,基因突变引起基因表达异常,导致细胞中蛋白质和酶谱及其功能的改变,酶是物质代谢的催化剂,当酶功能和活性发生重大变化时,必然引起物质代谢的改变。

（一）糖代谢的改变

肿瘤细胞糖代谢的改变主要表现为酵解明显增强。正常肝组织在有氧条件下由氧化供能约占99%，而酵解供能仅占1%，但肝癌组织中糖酵解供能可高达50%。

（二）核酸代谢的改变

肿瘤组织中RNA及DNA合成速率皆比正常组织高，而分解速率则下降。

（三）蛋白质代谢的改变

肿瘤相关的标志酶或蛋白，如胚胎性蛋白质合成速率增快。相反，与细胞分化相关的酶或蛋白合成则会减少或几乎消失。

总之，与肿瘤细胞恶性增殖相关的生物化学代谢特点是：合成细胞结构成分的代谢途径明显增加；细胞成分及合成原料的分解代谢途径明显降低，酵解增加。

二、肿瘤细胞酶学的改变

肿瘤组织中某些酶活性增高，可能与生长旺盛有关；有些酶活性降低，可能与分化不良有关。例如肝癌病人在血中γ-谷氨酰转肽酶、碱性磷酸酶、乳酸脱氢酶和碱性磷酸酶的同功异构酶均可升高；骨肉瘤的碱性磷酸酶活性增强而酸性磷酸酶活性弱；前列腺癌的酸性磷酸酶可升高；肺鳞状细胞癌的脂酶活性随分化程度降低而减弱。

由于癌细胞的新陈代谢与化学组成都和正常细胞不同，可以出现新的抗原物质。有些恶性肿瘤组织细胞的抗原组成与胎儿时期相似，如原发性肝癌病人血清中出现的甲种胎儿球蛋白（AFP），AFP的特异性免疫检查测定方法是肝癌最有诊断价值的指标。结肠癌的血清癌胚抗原（CEA）；胃癌的胃液硫糖蛋白（FSA）、胃癌相关抗原（GCAA）、a2糖蛋白（a2GP）也可作为诊断参考。此外，绒毛膜上皮癌和恶性葡萄胎可检测到绒毛膜促性腺激素。

蛋白激酶与细胞的增殖和分化有密切的关系，如PKA、PKC和TPK三种蛋白激酶活化后都可通过间接的机理促进蛋白质和DNA的合成，增强某些细胞基因如c-myc/c-fos的转录。但PKA的活性增强常在细胞分化性增殖即良性增殖时发生，而去分化性增殖或恶性增殖时则往往伴有PKC和TPK活力的上升。在人类原发性肝癌中发现PKC在胞液和颗粒组分中分别是正常肝的8.5倍和5.9倍。

三、肿瘤细胞膜的变化及其生化基础

细胞癌变后肿瘤细胞膜上组分发生改变，较重要的是糖蛋白及糖脂结构的改变。常见大分子量糖蛋白消失及糖脂链缺损。糖链上唾液酸和岩藻糖的含量明显增多。

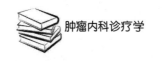

这些改变与肿瘤的增殖、转移及免疫特性有密切关系。而质膜组成与结构的改变则导致对糖、氨基酸等营养物质的通透加快,接触抑制的丧失,细胞间黏着性减弱,细胞间交联和信息传递异常以及细胞表面特异受体和调控等机能的障碍等。这些变化反映在肿瘤的恶性行为上则表现为不受控制的增长、侵袭和转移。

（一）细胞通透性异常

癌细胞膜的通透性表现异常,如癌细胞对某些糖类及氨基酸的运送比相应的正常细胞多,以致癌细胞能快速生长。

（二）接触抑制降低或消失

迅速生长的肿瘤细胞表面蛋白酶活性增强。由于蛋白酶可使细胞膜表面的糖蛋白水解,使带有糖链的多肽片段脱落下来,以至细胞不易粘着,接触抑制也消失,故蛋白酶可促细胞分裂,而蛋白酶抑制剂可抑制细胞分裂。

（三）与植物凝集素起凝集反应

植物凝集素使转化细胞发生凝集,而相应的正常细胞在同样条件下则不凝集。与植物凝集素作用的肿瘤细胞可显示出接触抑制现象。

（四）细胞膜黏着力降低

癌细胞膜表面黏着力显著降低,其机械黏着力为正常上皮细胞的 1/5～1/3。因此癌细胞容易从原发部位脱离而发生侵袭和转移。

四、肿瘤标志物和生化诊断

（一）肿瘤标志物

是指那些与恶性肿瘤有关的能用生物学或免疫学方法进行定量测定的,并能在临床肿瘤学方面提供有关诊断、预后或治疗监测信息的一类物质。肿瘤标记物通常是由恶性肿瘤细胞所产生的抗原和生物活性物质,可在肿瘤组织、体液和排泄物中检出。

（二）按肿瘤标志物的生化性质可分为以下几类

①酶与同工酶类,如 g－谷氨酰转肽酶、醛缩酶、乳酸脱氢酶。

②蛋白质类:如癌胚抗原、甲胎蛋白等。

③肿瘤代谢物:如多胺、儿茶酚胺代谢产物。

④激素:如人绒毛膜促性腺激素、降钙素等。

⑤癌基因和抗癌基因类:如 p53 的点突变、Ras 基因的点突变。

（三）肿瘤标志物在临床上应用主要在以下几个方面

①原发肿瘤的发现。

②肿瘤高危人群的筛选。

③良性和恶性肿瘤的鉴别诊断。

④肿瘤发展程度的判断。

⑤肿瘤治疗效果的观察和评价。

⑥肿瘤复发和预后预测。

临床上诊断肿瘤，要求标志物有高的特异性和灵敏度，并且其含量与肿瘤的大小、进展程度呈正比。对于某一特定的肿瘤患者，可能应用几种特异性较高的标志物进行联合生化诊断，以提高诊断率和准确率。

五、肿瘤发生的一般机制

肿瘤是环境因素和遗传因素相互作用导致的一类疾病。大多数的环境致病因素如饮食、病毒、化学物质、射线的致癌作用都是通过影响遗传基因起作用的。对结肠癌的研究证实，癌的发生发展是一个涉及多个基因的多阶段过程。在家族性结肠息肉（FPC）中抑癌基因 APC 发生突变形成良性的腺瘤。随后，KRAS2 突变使其增生加速，DCC 发生缺失、TP53 缺失使其转变成恶性的结肠癌。最后，nm23H1 的缺失使其完成转移过程。

六、癌基因

癌基因或肿瘤基因是指能引起细胞恶性转化的基因，也称转化基因。

（一）病毒癌基因

癌基因首先发现于病毒的基因组。研究发现一些病毒感染可使正常细胞恶变为癌细胞，细胞的恶性转化与病毒基因组中特定的基因相关。病毒癌基因不是野生型病毒基因组的成分，对病毒自身的生长、增殖并非必需。这种病毒携带的转化基因就称为病毒癌基因。

（二）原癌基因

在一些动物和人的基因组中发现有病毒癌基因的同源序列，被称为原癌基因或细胞癌基因。细胞癌基因是人或动物细胞中固有的正常基因，参与调控细胞正常增殖、分化、凋亡及胚胎发育等重要的生物学功能，是维持细胞正常生命活动所必需的基因。病毒癌基因来源于细胞癌基因，是经过拼接、截短和/或重排后形成的融合基因。

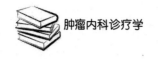

（三）原癌基因的激活

原癌基因在机体生长发育过程完成之后，多处于封闭状态或仅有低度表达。当原癌基因的结构发生异常或表达失控时（原癌基因的激活），就会成为使细胞发生恶性转化能力的癌基因。

原癌基因可由以下几种方式被激活：①点突变：RAS 基因家族中经常发生点突变；②基因扩增：MYC、ERBB 基因家族在许多肿瘤中显示扩增；③染色体重排：如85%的 Buriktt 淋巴瘤中发现有 t（8；14）（q24；32）易位，使 c-myc 的表达受到 IgG 重链启动子的调控而过量表达；而慢性髓性白血病（CML）中的 t（9；22）（q34；q11）易位（费城染色体），使 c-ABL 和 BCR 融合，编码有较高的酪氨酸激酶活性的融合蛋白。④启动子插入，如病毒 ALV 插入 MYC 的上游，其两端的 LTR 启动并增强了 c-MYC 的转录，从而诱导了淋巴瘤的产生。

一对细胞癌基因中只要有一个被激活，就可以以显性的方式发挥作用，使细胞趋于恶性转化。此外，不同癌基因在癌变过程中具有协同作用。

（四）癌基因的分类和功能

根据癌基因在细胞内相应的正常同源-原癌基因蛋白产物的生物学功能和生化特性可将癌基因分为以下几类：

①生长因子：生长因子可刺激细胞增殖，如 SIS 的产物为血小板生长因子（PDGF）b 链，可促进间质细胞的有丝分裂；INT2 的产物为成纤维细胞生长因子 3（FGF3）；HST 的产物为成纤维细胞生长因子 2（FGF2）。

②生长因子受体：生长因子受体与生长因子结合后形成蛋白质酪氨酸激酶，触发细胞的一系列反应。如 ERBB1 的产物为表皮生长因子受体（EGFR）；FMS 的产物为集落刺激因子受体（CSFR）；KIT 的产物为干细胞生长因子受体。

③信号转导分子：本类细胞癌基因可分为两个亚类，一类是膜结合型的，其产物为蛋白质酪氨酸激酶，细胞癌基因 SRC、ABL、ROS 等均属此类。另外一类是胞质型的，其产物为蛋白质丝氨酸/苏氨酸激酶，位于胞质中，细胞癌基因 PIM、MOS、RAF 等属于此类。

④转录因子：定位于核内，可调节某些基因转录和 DNA 复制，促进细胞的增殖，如细胞癌基因 MYC、JUN、FOS 等的产物。

⑤细胞周期相关蛋白：Cyclin D、Cyclin E、CDK4 等。

⑥细胞凋亡调节分子：Bcl-2。

七、抑癌基因

(一)抑癌基因及其生物学功能

抑癌基因泛指由于其存在和表达,使机体不能形成肿瘤的那一类基因,也可称作肿瘤抑制基因。

确定抑癌基因的三个必需条件:1)肿瘤相应的正常组织中此基因表达正常;2)肿瘤中此基因功能失活或结构改变,或表达缺陷;3)将此基因的野生型导入此基因异常的肿瘤细胞内,可部分或全部逆转恶性表型。

抑癌基因在控制细胞生长、增殖及分化过程中起着十分重要的负调节作用,并能潜在地抑制肿瘤生长。点突变、缺失、启动子区 CpG 岛甲基化等变异使其功能丧失可导致细胞恶性转化而发生肿瘤。抑癌基因的变异通常是隐性的,只有两个等位基因的功能同时失活后才失去正常的抑癌功能。

(二)重要的抑癌基因

目前已知的重要的抑癌基因有 p53、Rb、p16、BRCA1、BRCA2、APC、DCC、PTEN、VHL 等。其中,p53 是细胞周期中的负调节因子,与细胞周期的调控、DNA 修复、细胞分化、细胞凋亡等重要的生物学功能有关;Rb1 是细胞周期的转录调节因子;INK4a 编码的 p16INK4a 为 CDK 的抑制剂,而 p19ARF 与 Mdm2 结合,稳定 p53;VHL 调节蛋白水解;DCC、E-Cadherin 为细胞黏附分子;APC 参与 b-catenin、Wnt 信号通路的调节;MADR2、DPC4 调节传导 TGF-b 信号;PTEN 为双特异性磷酸酶;BRCA1 和 BRCA2 为转录调节因子,参与 DNA 损伤修复;MSH2、MLH1、PMS1、PMS2、MSH6 参与错配修复。

八、细胞周期与肿瘤

(一)细胞周期的调节机制

在细胞周期中起调节作用的重要蛋白包括:正向调节的细胞周期蛋白(Cyclins)和周期蛋白依赖性激酶(Cyclin-dependent kinases,CDKs);负向调节的 CDKs 抑制蛋白(CDK inhibitor,CKI)。CDKs 的活性表达和调控是细胞周期调控的核心机制,它们各自在细胞周期内特定的时间激活,磷酸化相应的底物,驱动细胞周期各时相的进程。CDKs 的时相性激活主要依赖于 Cyclins 的细胞周期时相性表达、积累和分解。Cyclin 与 CDKs 瞬时结合成活化的 Cyclin-CDKs 复合物,构成细胞周期的发动机。相应的 CDK 与 Cyclins 结合后,CDK 的激活与否还受到 CDK 激活性蛋白激酶(CAK)、CDC25、CDK 抑制剂(CKIs)、cyclin 降解等多重复杂机制的严格调控,如 CKIs 可与 Cy-

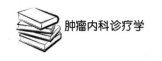

clin-CDK 复合物结合并抑制其活性,使细胞周期停止或减缓。

人类细胞主要的 CDKs 有 CDK1(Cdc2)、CDK2、CDK4、CDK6;主要的周期蛋白有 cyclin B1、cyclin A、cyclin E、cyclin D1、D2 和 D3。CKIs 有两个主要的家族:一个是 Cip/Kip 家族,如 p21Cip1、p27Kip1 和 p57Kip2,主要与 CDK2 的抑制有关。另一个是 INK4 家族,包括 p16INK4a、p15INK4b、p18INK4c、p19INK4d,它们主要与 CDK4 和 CDK6 的抑制密切相关。

(二)细胞周期的启动机制

细胞周期能否启动进行细胞增殖,主要的调控点在 G1 期,称为限制点(R 点),它决定细胞是否通过 G1 期进入 S 期。Cyclin D-CDK4/6 和 Cyclin E-CDK2 驱动细胞周期通过 R 点,对 G1/S 时相转换有限速作用。活化的 CDK4/6 和 CDK2 作用于 pRb,使之磷酸化后释放转录因子 E2F,启动 DNA 复制,细胞进入 S 期。p15INK4b、p16INK4a、p18INK4c、p19INK4d、和 p21Cip1 可竞争结合 Cyclin D, p21Cip1 和 p27Kip1 可竞争结合 Cyclin E,从而抑制 CDK4 和 CDK2 的活性,诱发 G1/S 期阻滞。

(三)细胞周期的监控机制

细胞中存在一套对细胞周期进行严密监视的监测机制,即细胞周期检测点机制,其功能是保证细胞复制的忠实性和基因组的完整性和稳定性。检测点功能丧失或异常将导致遗传不稳定性,并增加细胞癌变的可能。细胞周期内有两类检测点:时相次序检测点和 DNA 损伤检测点。

时相次序检测点可确保细胞周期时相的严格次序和不重复性。在 S 期检测点,Cyclin E 与 CDK2 结合,启动 DNA 复制。CDK2 和 Cyclin A 结合参与 G2 期的启动和进行。G2/M 检测点的核心是 Cdc2(编码 P34CDC2),激活后磷酸化在 M 期起关键作用的底物蛋白,使细胞进入 M 期。Cyclin B1 在 G2/M 转换点与 CDC2 形成 Cyclin B1/Cdc2(即有丝分裂促进因子 MPF)。Cyclin B1/Cdc2 由 CAK(Cdc2 活化激酶,由 CDK7 和 Cyclin H 组成)磷酸化激活。P21CIP1 可能抑制 Cyclin B1/Cdc2。有丝分裂中期到后期转换过程中存在纺锤体装配检验点,以防止染色体分离过程中发生错误。纺锤体装配检测点的成分包括 Mad1-3,Bub1/BubR1 和 Bub3。APC/C – Cdc20 复合物控制姊妹染色体的分离及 M 期 Cyclins 的降解。

在 DNA 损伤的情况下,哺乳细胞可将细胞周期阻止于细胞周期的相应时相。假如 DNA 损伤不能被修复,细胞将进入凋亡程序。ARF-Mdm2-p53 途径在 DNA 损伤诱导的 G1 期阻滞过程中起重要作用。Cdc25 途径在 G2 期监测点中起重要作用,DNA

损伤使 Cdc25 失活,不能激活 Cdc2,实现 G2 期阻滞。

（四）细胞周期与肿瘤

肿瘤细胞的最基本特征是细胞周期调控机制的破坏,导致细胞的失控性生长,因此肿瘤又被认为是细胞周期异常性疾病。细胞增殖失控和遗传不稳定性是肿瘤细胞最明显的特征,反映其检测点机制和 DNA 修复系统存在功能性缺陷。

目前发现在人类肿瘤中,各细胞周期中的蛋白分子几乎都可出现不同程度的异常表达,它们或与癌基因和抑癌基因协同作用,或本身作为癌基因促进和维持转化。G1 期蛋白分子与细胞癌变的关系十分密切,例如 Cyclin D1 的过度表达,常见于大多数肿瘤。在不同的肿瘤细胞中,存在着不同的 Cyclins 和 CDKs 的表达和基因的重排。CK-Is(p21Cip1)、Rb 和 p53 的异常是对细胞周期驱动机制更为常见、更为直接的破坏。p16 最常见的异常是突变和缺失。

九、细胞凋亡与肿瘤

细胞凋亡是一种程序性细胞死亡,是细胞的生理性、主动性的"自杀行为"。细胞凋亡是机体在生长、发育和受到外来刺激时清除多余、衰老和受损细胞以保持机体内环境平衡和维持正常生理活动过程的一种自我调节机制。

（一）细胞凋亡的一般特征

胞浆空泡与胞膜融合导致膜发泡(blebbing);细胞皱缩、变圆,与邻近细胞脱离;染色质凝聚、DNA 降解;胞质蛋白降解、线粒体功能丧失;核膜破裂,细胞核分解为碎片;胞膜内陷,将细胞内容物包被成囊状小泡,形成凋亡小体;凋亡小体被周围细胞吞噬,不引起炎症反应。

（二）细胞凋亡的主要信号通路

死亡受体途径:死亡受体属肿瘤坏死因子受体(TNFR)超家族,通过与相应配体结合,传递细胞凋亡的信号。被激活后可在几秒钟内级联活化 Caspase,也可通过激活线粒体凋亡信号,在几小时内完成细胞凋亡。研究得较多的有 Fas 和 TNFR。

线粒体途径:线粒体在接受凋亡信号后释放凋亡因子,包括细胞色素 C、Samc 和凋亡诱导因子(AIF)等。在细胞色素 C 和 ATP/dATP 存在下,细胞色素 C 和 Apaf-1 能通过其 N 端的 CARD 与 Caspase-9 结合,导致其自身剪切和活化,并进一步活化下游的 Caspase,从而引发凋亡。

（三）细胞凋亡调节分子

Caspase 家族、IAPs、死亡配体和受体、Bcl-2 家族、TRAIL/Apo2L 和 DR4、DR5 及

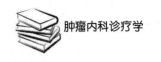

诱饵受体、p53、MAPKs 家族、钙和 NO 信号等均可参与凋亡的调节。常见的促进凋亡的基因有 Bax、Bak、Bad、Bid、Bim、Bcl-Xs、Noxa 等;抑制凋亡的基因有 Bcl2、Bcl-XL、Bcl-W、Mcl-1、ERK、Akt、IAPs、survivin、FLIP、SODD 等。

（四）常见的细胞凋亡检测方法

电镜检测;细胞核的荧光染色,用 DAPI、Hoechest33258 等染料染色可显示细胞核固缩和断裂的情况;流式细胞术;磷脂酰丝氨酸(PS)标记法,用荧光标记的 Annexin-V 可检测位于细胞膜内表面的 PS 外翻到细胞膜的外表面; DNA ladder;单细胞 DNA 电泳(彗星检测); DNA 缺口标记法,如 TUNEL 检测; Caspase 活性的检测;其它方法:如检测细胞的克隆形成率、线粒体细胞色素 C 的释放及其膜电位的降低等。

（五）细胞凋亡与肿瘤

癌症发生的重要原因之一是细胞凋亡异常。在恶性肿瘤的发病过程中,细胞凋亡异常的发生机制几乎涉及细胞凋亡信号途径的所有方面。

以选择性地诱导肿瘤细胞凋亡为目标的凋亡干预技术可能成为治疗恶性肿瘤的基本策略。目前大多数化疗药物都是通过诱导细胞凋亡清除肿瘤细胞。对细胞凋亡机制的深入研究可为抗癌药物的研发提供新的靶点和思路。许多细胞凋亡调节分子被用来作为抗肿瘤药物筛选及肿瘤基因治疗的靶点。获得 FDA 批准的 Gleevec 已成功用于治疗 CML,是目前唯一能特异杀伤肿瘤细胞的小分子药物,其研发完全基于对细胞凋亡和信号转导的基础研究。同时,在肿瘤细胞内导入凋亡活化基因或灭活凋亡抑制基因是肿瘤基因治疗的另一策略。例如腺病毒介导的 TRAIL 基因转移,不但能介导肿瘤细胞的凋亡,而且产生旁观者效应,同时对正常成纤维细胞和肺上皮细胞不起作用,但可大量杀伤肝细胞。而 DR4 和 DR5 的单克隆抗体不仅呈现抗肿瘤活性,而且对肝脏细胞没有毒性,相关临床研究正在进行中。

十、细胞分化与肿瘤

（一）细胞分化的概念及特点

细胞分化指在个体发育过程中,由一种相同的细胞类型经细胞分裂后逐渐在形态、结构和功能上形成稳定性差异,产生不同细胞类群的过程。细胞分化具有稳定性、遗传性、可逆性和普遍性的特点。

（二）细胞分化的影响因素

动物体内不同类型的细胞所含 DNA 相同,细胞分化的实质是奢侈基因在时间和空间上的差异表达。这种差异表达不仅涉及基因转录水平和转录后水平的精确调控，而且涉及染色体和 DNA 水平、翻译和翻译后加工与修饰水平上的复杂而严格的调控机制。

影响细胞分化的因素主要包括以下两个方面：

（1）胞内因素：①细胞质对细胞分化的影响；②核质的相互作用。

（2）胞外因素：①细胞-细胞间的信号作用；②位置效应；③细胞数量效应；④细胞外基质；⑤胞外信号分子；⑥细胞记忆及决定；⑦端粒酶。

（三）细胞分化异常与肿瘤

肿瘤细胞的基本特征之一是细胞的异常分化。恶性肿瘤往往和胚胎组织一样，呈现旺盛的增殖能力，它们常常显示未分化细胞的形态学特征，甚至在细胞膜上表达癌胚抗原。最典型的例子是血液系统恶性肿瘤，尤其是白血病，其发生即是多能造血干细胞在发育分化的某一阶段受阻的结果。95% 的急性早幼粒细胞白血病（APL）患者中存在一种非随机性染色体易位 t（15；17）（q22；q21），累及 15 号染色体上的 PML（早幼粒细胞白血病）基因和 17 号染色体上的 RAR（维 A 酸受体）基因。PML-RAR 融合基因在 APL 发生中以显性负的方式发挥作用，既能阻止造血细胞分化，同时也能抑制造血细胞凋亡，是导致 APL 发生的重要分子基础。

由于细胞分化异常在肿瘤发病学上占有重要地位，诱导分化已成为恶性肿瘤治疗的一条途径，例如用全反式维 A 酸（ATRA）治疗 APL 患者，完全缓解率可达 80% 以上，因而 ATRA 诱导分化治疗已成为临床治疗 APL 的首选手段。目前，诱导分化研究所涉及的领域已从血液系统肿瘤扩展到实体瘤，如畸胎瘤、神经母细胞瘤、黑色素瘤、乳腺癌、结肠癌、鳞状上皮细胞癌等。

十一、肿瘤侵袭和转移

肿瘤侵袭和转移是恶性肿瘤的基本特征和重要标志，是恶性肿瘤的主要致死原因。肿瘤侵袭是指癌细胞侵犯和破坏周围正常组织，进入循环系统的过程，同时癌细胞在继发组织器官中定位生长也包含侵袭。肿瘤转移是指肿瘤细胞脱离原发部位，通过多种转移途径，到达继发组织或器官得以继续增殖生长，形成与原发肿瘤相同性质的继发肿瘤的全过程。

（一）肿瘤转移的基本过程

肿瘤转移是一个多步骤、多因素参与的复杂过程，主要步骤包括：(1) 早期原发癌生长；(2) 肿瘤血管形成；(3) 肿瘤细胞脱落进入基质形成侵袭性生长；(4) 进入脉管

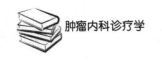

系统形成微小癌栓;(5)锚定于特定的继发组织或器官;(6)肿瘤细胞穿出血管进入周围组织形成转移灶;(7)转移灶中的血管生成;(8)免疫逃避。

（二）肿瘤转移的途径

目前已认识到的肿瘤转移途径主要有淋巴道、血道和种植转移。

（三）肿瘤转移的器官选择性

肿瘤转移是有组织、非随机、存在器官选择性的过程。肿瘤转移的器官选择性的影响因素包括：

①肿瘤细胞的异质性。

②器官微环境对肿瘤细胞增殖的影响。

③器官微环境内转移介质分子(生长因子、黏附分子和化学趋化因子)的影响。

（四）肿瘤转移相关基因

肿瘤转移涉及多个信号转导通路的异常，这些异常与癌基因、抑癌基因的改变有关。研究表明 MTA1 的表达水平与肿瘤细胞的转移能力呈正相关。肿瘤转移过程中不仅有促转移基因的激活，也伴有转移抑制基因的失活。肿瘤转移抑制基因指在体内可以特异性地抑制转移形成，而不影响原发肿瘤生长的一类基因。目前已知的转移抑制基因有 nm23-H1、nm23-H2、KAL1、CD44、KISS1、BRSM1、和 NMK4。

十二、信号转导机制与肿瘤

（一）细胞内信号转导系统

信号转导是指细胞膜上或胞内受体与外界信号特异性地结合，将信号转换后传给相应的细胞内反应系统，使细胞对外界信号作出适当反应的过程。

细胞间信号转导一般分为直接转导和间接转导。直接转导指信号分子通过细胞间隙连接而进行信息传递，能调节小分子的直接流动。间接信号转导指通过大分子信号或相隔一段距离细胞分泌的信号分子进行的信号转导。少数信号分子可穿过细胞膜进入细胞，与胞质或胞核中的效应受体结合，形成复合物，并与 DNA 结合启动基因的表达。多数信号分子不能穿过细胞膜，而是与细胞膜上的相应受体结合，先将细胞外的第一信号转换为细胞内的第二信号，通过一系列途径将信号传递到效应器，引起相应的细胞反应，即所谓的跨膜信号转导。

（二）跨膜信号转导系统

跨膜信号转导系统由配体(第一信使)、细胞膜受体、第二信使和细胞内信号传递体系组成。受体所接受的外界信号统称配体。细胞膜受体为跨膜糖蛋白,其配体主要是一些亲水性的、不能直接穿越质膜的肽类激素、生长因子和神经递质等。膜受体的基本类型包括:离子通道受体、催化型受体、G蛋白(GTP结合蛋白)偶联受体。

其中G蛋白偶联受体是膜受体中最大的家族,分布广泛、类型多样,如5-羟色胺受体,肾上腺素受体等。受体与G蛋白偶联,当配体与受体结合后,触发受体构型改变,使G蛋白的亚单位被激活,催化下游效应分子腺苷酸环化酶、磷脂酶等,在胞内产生第二信使cAMP、cGMP、NO、IP3、DAG、Ca2+等,通过激活胞浆内的一些激酶,如Ca2+/CaM、PKA、PKG、PKC等将信号继续传递下去。蛋白激酶使底物发生磷酸化,介导蛋白质的磷酸化和去磷酸化级联反应,调节基因表达并产生一系列生物效应。此外,受体激活G蛋白的亚单位,可活化Ras蛋白并启动和激活MAP激酶通路。

从分子意义上讲,细胞内信号传递过程是以一系列细胞内蛋白质的构象和功能改变为基础的级联反应。来自细胞外的信号经过细胞内逐级雪崩式的酶促放大作用,迅速扩散和传递到整个细胞。

(三)信号转导异常与肿瘤治疗

在肿瘤发生发展过程中,由于正常的基因调控紊乱,可导致细胞信号传递网络的异常。最常发生异常的信号转导通路有:酪氨酸激酶受体通路、G蛋白偶联受体通路、TGF通路、TNF通路、Wnt通路、integrin传导通路、Hedgehog通路、MAPK通路等。与正常细胞相比,肿瘤细胞中往往一些通路处于异常活跃状态,而有些通路却传递受阻。不同通路之间有着错综复杂的调控网络,因此一种信号的改变,能引起多个通路的反应。

大部分人类肿瘤都伴随着信号转导通路的异常,可引起细胞过度增殖、凋亡受阻、血管形成、浸润与转移,因此它们也是肿瘤治疗的靶标。针对信号通路中某些特定的靶分子所设计的一些药物(单抗、小分子化合物等),已经给肿瘤临床治疗带来希望。乳腺癌中HER-2扩增和异常表达与临床耐药及预后密切相关。Herceptin是HER-2的单克隆抗体,通过与HER-2的膜结合区域结合,阻滞由HER-2传递到核内的生长信号,引起肿瘤细胞的凋亡,并可抑制Her2介导的血管生长,从而增加化疗药物的作用,对一部分高分化乳腺癌患者非常有效。95%的慢性髓性白血病(CML)中存在Ph染色体,即t(9:22)染色体易位,导致ABL和BCR基因融合,产生210 kDa的融合蛋白。已被FDA批准上市的治疗CML的小分子化合物STI571(商品名为Gleevec),即是针对该融合基因设计的小分子抑制剂。

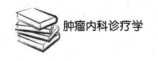

第二章 头颈部肿瘤

第一节 头颈肿瘤总论

一、流行病学

头颈部肿瘤包括自颅底到锁骨上,颈椎以前这一解剖范围的肿瘤,以恶性肿瘤为主。计有:头面部软组织,耳鼻咽喉,口腔,涎腺,颈部软组织,甲状腺等部位的肿瘤。通常不包括颅内、颈椎肿瘤及眼内肿瘤。解剖知识见相关解剖学教科书。

头颈部恶性肿瘤发病率不高。美国国家肿瘤数据库资料统计,从 1985-1994 年有头颈肿瘤患者 301,350,占全身恶性肿瘤的 6.6%。在我国,男性发病首位是鼻咽癌,其次为喉癌、口腔癌;女性发病首位是甲状腺癌,其次为鼻咽癌、口腔癌。我国头颈部恶性肿瘤占全身肿瘤的比例接近百分之十。

二、病理学

头颈部解剖复杂,三个胚叶组织均存在,其组织病理类型很多。耳鼻咽喉和口腔的恶性肿瘤绝大多数为鳞状细胞癌。涎腺恶性肿瘤的病理较复杂。黏液表皮样癌、腺样囊性癌、腺泡细胞癌、腺癌等均可见到。甲状腺癌中多见的是甲状腺乳头状腺癌、甲状腺滤泡状腺癌,还有甲状腺髓样癌和甲状腺未分化癌。皮肤多见的有基底细胞癌、恶性黑色素瘤等。颈部软组织恶性肿瘤有原发和继发。原发肿瘤较少,来自颈部软组织,种类繁多。

三、诊断及分期

肿瘤患者的诊断需要明确肿瘤性质及肿瘤范围。前者依靠病理诊断,后者依靠医师综合分析患者主诉并进行各项临床检查。肿瘤患者在治疗前要确定原发灶侵袭范围,有无区域淋巴结转移及可能存在的远处转移。首先是耳鼻咽喉部口腔颌面部及颈部的体检。其次是实验室化验及各种影像学检查,如常规 X 线,B 超,CT,核素检查及磁共振成像,正电子发射断层扫描(PET)等。应按照体检所见按部位进行。分期详见 UICC 2002 年头颈部肿瘤分期。

四、治疗

治疗原则–多学科多手段的综合治疗:恶性肿瘤近代治疗已有百年历史,长期临床经验积累证明恶性肿瘤的根治性治疗需要多学科、多手段的综合治疗。单一学科、单一治疗手段已经难以包揽恶性肿瘤的治疗任务。恶性肿瘤的治疗目的是根治性的,就是说,要求治愈。但就恶性肿瘤而言,根治性治疗是相对的。当前世界治疗水平,全身恶性肿瘤(各种肿瘤、早晚期混合统计)在治疗后的 5 年生存率在 40% 左右。

综合治疗的应用有三个手段:手术、放射治疗和化疗。其他有些新兴的治疗如生物治疗或基因治疗等,还在实验室阶段。难以规范化应用。中医治疗可以辅助西医提高根治效果,治疗或减轻西医治疗后的副作用。

(1)手术和放疗对头颈部鳞癌来说,手术和放疗这两大治疗手段的综合应用是最常用的综合治疗手段。以患者病变分期来决定治疗,头颈部各器官Ⅰ期和Ⅱ期病变,均可单独用放疗或手术治疗,不需综合应用,治疗后 5 年生存率大致相当。但以放疗疗效略差。Ⅲ期及Ⅳ病变放射治疗后控制率明显下降,治疗上应以手术为主,配合应用放射治疗。从理论上说,放射治疗容易控制肿瘤周边的病灶,而肿瘤中心部分对放射线较抗拒。单纯手术治疗肿瘤常常在周边复发,但有利于切除放疗后残留中心肿瘤。综合使用放射和手术,可以取得互补作用。

术前放疗或术后放疗术前或术后放疗均为辅助治疗,可以提高晚期患者的局部控制率及生存率。

术前放疗:剂量 40~50Gy。放疗结束后两到四周内手术。

术后放疗:手术后 4~6 周内放疗,剂量 60~70Gy。手术后隔间过长,或剂量少于 60Gy,效果不佳。

手术:原发灶广泛切除术,加区域淋巴结切除术(根据病情)提高了临床治愈率。但由于肿瘤所在器官广泛切除,造成生理功能的缺陷和毁容,影响术后生存质量。目前,"功能保全性外科"的新概念已经被普遍接受。功能保全性手术是在保证肿瘤治愈率的前提下,在综合治疗的基础上,缩小手术范围,加强修复手段的应用,保留患者的器官功能,提高生存质量。值得注意的是:它的应用不能牺牲肿瘤的治愈率,功能保全性外科对肿瘤的治愈率应相当于传统的根治术的治愈率。

放疗:与手术综合的方法,有人主张手术前放疗,有人主张手术后放疗,各有利弊。

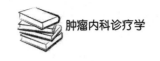

术前放疗有利于控制肿瘤周边的亚临床灶,缩小手术范围;降低肿瘤细胞的活力,减少术后的远处转移。但随着放射剂量的增加,手术的并发症也大幅上升,因此术前放疗的剂量受到了限制,多为50Gy。术后放疗则无此限制,剂量在60Gy以上,且有手术对肿瘤范围的判断以及病理类型的明确,可以更好地制定放疗方案。但是由于手术瘢痕影响了肿瘤氧和,对射线敏感性降低。

(2)化学治疗单独应用化疗对头颈部肿瘤无根治效果。近年来,随着化疗药物临床应用的进展,开始采用先化疗后手术或放疗;或者放疗后加化疗,逐渐形成手术,放疗,化疗的综合。应用化学治疗(常以顺铂和氟尿嘧啶为主)作为诱导治疗,化疗后再用放疗,两者治疗后无效者再手术。这一疗法在世界范围内应用近10余年的经验,对实体瘤头颈鳞癌(口咽、喉、喉咽)的治疗,并不能提高疗效。但对一些低分化癌、易于全身转移的可以配合放疗或手术应用。

由于头颈恶性肿瘤大多对化疗不敏感,因次化疗在头颈恶性肿瘤的综合治疗中应用较少。随着更多、更有效抗癌药物的出现,尤其是铂类抗癌药物的广泛应用,以及联合化疗的进展、动脉灌注化疗的进步、对化疗耐药和化疗增敏的研究,逐步提高了化疗在头颈恶性肿瘤综合治疗中的地位。

同步放化疗的应用,使得化疗发挥了越来越大的作用。它利用化疗药物的放疗增敏作用、细胞周期同步化作用以及与放疗作用机制的互补,以期达到控制肿瘤浸润及转移的治疗效果。目前常用的增敏性化疗药有5-氟尿嘧啶、顺铂及紫杉醇类等。

根据放疗的形式,同步放化疗可以分为三种类型:根治性同步放化疗、术前同步放化疗和术后同步放化疗。这三种治疗模式的治疗方式与目的各不相同。根治性同步放化疗:在根治性放疗的同时加用化疗,如果达到CR,密切观察即可。如果肿瘤残存或复发则行手术挽救。该方式的目的为功能并提高生存率。与单纯放疗相比,根治性同步放化疗对于晚期头颈肿瘤的患者不仅对局部有良好的控制,还能减少远处转移,尤其是对于不可切除的病例能明显提高生存率。手术挽救是对同步放化疗的必要的补充。当治疗结束有肿瘤残存或治疗后复发的病例都应当手术切除挽救。术前同步放化疗:在术前放疗中加用化疗,目的是提高肿瘤缓解率、显著缩小肿瘤,进而提高喉功能的保留率。术后同步放化疗,术后同步放化疗较单纯术后放疗能够显著提高生存率。

五、预后

头颈部肿瘤由于病变部位相对表浅,有利于早期发现和诊断,治愈率较高,可达

40%~70%。以甲状腺癌,腮腺癌,喉癌等疗效较好,下咽癌,颈段食管癌等最差。颈部淋巴结转移是影响头颈部癌预后的重要因素,一旦发生颈淋巴结转移,患者的生存率约下降1/2,Ⅲ~Ⅳ期头颈部恶性肿瘤预后很差,大多需要综合治疗才能提高远期生存率。

第二节 眼部肿瘤

一、基底细胞癌

是最常见的眼睑恶性肿瘤。常发生于下睑近内眦部位。最常见的为一无痛性、珍珠样小结节,质地比较坚硬,表面有毛细血管扩张,多含有色素。此肿瘤趋向于仅侵犯局部组织,很少发生远处转移。此肿瘤对放射治疗敏感,可首选放疗,单纯放疗治疗愈率高达90%以上。对于未累及眼球、眼眶的病变,对生长在内眦附近的病变,选择放疗较手术而言,既能获得根治性疗效,又可保存眼睑功能,同时,无手术易毁容的缺点。即使不宜单纯放疗的病变,亦可先行放疗,待病灶缩小后再手术。

二、睑板腺癌

在眼睑恶性肿瘤中居第二位。多发生在50岁以上的患者,并以女性患者为多,上睑发生率大于下睑。常为单发病变,早期可表现为位于睑板内、皮下或睑缘部的黄白色小硬结,外观很像睑板腺囊肿。睑板腺癌的发展比较迅速,容易出血及破溃。睑板腺癌可侵犯周围组织并扩展至眼眶内,并可转移到耳前或颌下淋巴结,有少数患者可转移到肝、肺及纵隔等部位。如肿瘤组织侵犯表皮内、淋巴管、血管或眼眶者,临床预后差。治疗:对肿瘤应进行广泛、彻底的手术切除治疗。睑板腺癌因对射线不敏感,故仅对手术困难或拒绝手术者采用放疗。

三、鳞状细胞癌

在眼睑三种常见的上皮恶性肿瘤中占第三位。常发生于中、老年患者,上、下睑均可发病,但是以下睑较多见。尤其好发于睑缘皮肤黏膜移行处。典型的肿瘤组织边界不规则,边缘质硬隆起,溃疡深度较浅,并可有组织坏死以及继发感染。可伴有淋巴结和远部位的转移。治疗:应彻底切除肿瘤病变。术中或术后可辅以放疗.鳞癌虽对放疗治疗的反应不及基底细胞癌高,但放疗仍为主要治疗手段之一。

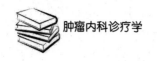
四、其他类型肿瘤

尚有恶性黑色素瘤,视网膜母细胞瘤,脉络膜黑色素瘤,眼眶横纹肌肉瘤,眼眶恶性淋巴瘤,眼眶绿色瘤,泪腺腺样囊腺癌,眶内神经母细胞瘤等。

第三节　耳部及颞骨恶性肿瘤

颞骨恶性肿瘤主要指来源于外耳道和中耳腔的恶性肿瘤。外耳道和中耳腔的恶性肿瘤发病时多有外耳道骨壁和中耳同时受侵,不易区分其外耳道或中耳来源,现在多数文献统称为颞骨恶性肿瘤。

一、流行病

外耳道的恶性肿瘤患者的年龄绝大多数在 50~60 岁之间,女性多于男性,而来源于中耳的恶性肿瘤患者相对年轻,男女比例相当。儿童颞骨肿瘤多来源于间叶组织,主要是横纹肌肉瘤。

二、病理及分类

鳞状细胞癌最常见,其他还有腺样囊腺癌、腺癌、黑色素瘤、基底细胞癌、横纹肌肉瘤、耵聍腺癌等。目前尚无公认的颞骨恶性肿瘤分期标准。有些作者根据原发灶范围大致分为 3 个期。即:第 1 期肿瘤局限于外耳道;第 2 期肿瘤侵犯到中耳腔或乳突,或导致面神经麻痹;第 3 期为更广泛肿瘤,如侵及岩尖,脑膜或脑组织等。

三、临床表现

最常见的症状为耳道溢液和耳痛,其次为听力减退和面神经麻痹,晚期患者可出现 VII,XI 颅神经症状。淋巴结转移多见于上颈深,腮腺区和耳后淋巴结转移。

四、诊断

临床检查外耳道可见肉芽或质脆易出血的新生物,活检一般可确诊。CT 及 MRI 扫描可确定肿瘤部位和侵犯破坏范围。高分辨 CT 加上"骨窗"重建是目前确定颞骨病变范围的较好方法。MRI 在鉴别正常软组织和肿瘤上优于 CT。

五、治疗

乳突凿开术配合以计划性放疗,是治疗颞骨鳞癌的有效方法。

放射治疗:单纯放射治疗适用于早期的外耳道或中耳,乳突癌,对晚期病灶或手术后复发者,放射治疗能提供有效的姑息结果,可抑制肿瘤扩展,且可起到肿瘤止痛的效果。

乳突凿开术:适应证为外耳道骨质有破坏的外耳道癌或中耳癌,是目前实际上采用最多的手术术式。单纯应用乳突凿开术对稍晚期的肿瘤无根治效果,宜配合应用术前或(和)术后放疗。当怀疑有淋巴结转移时,还应行腮腺腺叶切除,耳前后淋巴结切除及颈淋巴结清扫术。

颞骨次全切除术及颞骨全切除术:适应于中耳和乳突受侵的颞骨癌。同样宜配合应用术前或(和)术后放疗。

第四节　鼻腔及鼻副窦恶性肿瘤

一、病理学

鳞状细胞癌:占绝大多数。肿瘤可以从上颌窦进入鼻腔、筛窦,穿过眶下裂入眼眶,侵犯前壁到颊部软组织,或通过牙孔侵犯腭部或齿槽突,然后进入龈颊沟。亦可穿破硬腭而侵入口腔。筛窦癌可以直接扩展进入眼眶、鼻腔和蝶窦,而重要的是通过筛板进入前颅窝。5%～10%的病人有淋巴结转移,多数先转移至颌下淋巴结,然后至颈内静脉淋巴结链。其少远处转移,最常见部位是腹腔内脏,肺、骨。

腺癌:包括小涎腺来源肿瘤。腺癌与鳞状细胞癌一样有相似的骨破坏和临床症状及过程。以腺样囊性癌居多,好发于鼻腔上部,主要向眼眶及筛窦扩展,较常有血管侵犯而易于远处转移,肿瘤可沿着眶下神经、上颌神经、腭大神经和蝶腭孔广泛侵犯,也可以通过嗅神经扩延至颅内和后部的牙神经进入翼腭间隙,晚期可破坏骨壁而侵入鼻腔及颅底。

恶性黑色素瘤:多见于鼻中隔或中、下鼻甲,常向上颌窦扩展或突出鼻外。常表现为灰、蓝色或黑色 息肉状肿块,常伴有周围卫星灶和颈部淋巴结转移。约20%发生颈淋巴结转移,多数先转移至颌下淋巴结,然后至颈内静脉淋巴结链。远处转移较为多见。

嗅神经母细胞瘤:肿瘤发生于鼻腔上部,源于神经脊干细胞的嗅觉细胞。该肿瘤有20岁和50岁左右两个发病高峰。在20岁左右发病组里局部复发率低而远处转移

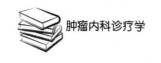

率较高;在 50 岁左右发病组里则相反。肿瘤生长慢,较大时常会累及筛板。临床分期为三组:A 期为肿瘤限于鼻腔;B 期肿瘤累及一个或多个鼻旁窦和 C 期肿瘤超出这些范围。

其他恶性肿瘤还有:成骨肉瘤,淋巴网状细胞肿瘤,恶性纤维组织细胞瘤。

二、临床表现

临床症状的产生随肿瘤的部位,侵犯范围及组织破坏程度不同而有差异。主要分为肿瘤占位产生的挤压堵塞症状和侵犯破坏产生的神经功能障碍两类。

鼻腔癌的临床表现:反复出现血性分泌物和鼻腔肿块可为较早期症状,疼痛亦偶可见于较早期。鼻阻塞为最多见的症状,肿瘤体积较大时出现。由于肿瘤压迫可继发鼻泪管阻塞而致流泪,或合并泪囊炎、额窦炎及上颌窦炎等症状和鼻外形改变及眼球移位

上颌窦癌临床表现:早期较少出现症状。多数病人在就诊时,症状表明已是晚期。面部肿胀常是病人最早出现的症状。其次为颅面疼痛,鼻塞。以上三个症状是上颌窦癌最常出现的症状。其它症状: 包括鼻衄,脓涕,眼球移位,面部麻木,开口困难,牙齿松动等,甚至出现耳鸣,听力减退等肿瘤侵犯鼻咽部的症状。

筛窦恶性肿瘤临床表现:早期症状少见,可仅有单侧鼻腔少量血性鼻涕。以后肿瘤发展可以出现鼻塞,眼球移位、突眼,复视,视力减退,颅眶疼痛,鼻部变形伴溢泪。

三、诊断

鼻腔和鼻旁窦恶性肿瘤的诊断主要依据症状,X 线检查,CT 扫描,磁共振成像(MRI)等建立临床印象后,再通过活体组织学检查确定。

CT 是鼻旁窦病变的首选检查方法,常常用以鉴别鼻旁窦炎症、良性肿瘤和恶性肿瘤及判断病变累及范围。磁共振成像:能准确显示病变的范围,还可对一些病变作出鉴别,特别是肿瘤和炎症。矢状和冠状面检查能很好地观察向颅内延伸的可疑病变。

上颌窦肿瘤早期可行穿刺细胞学检查。对于大多数病人主要依靠上颌窦开窗探查,既可以取到活体组织,又可以放置橡胶管为放射治疗进行窦腔引流。应用免疫组织化学的方法可以帮助确定嗅神经母细胞瘤的诊断。

四、治疗原则

治疗方式主要以放射与手术结合的综合治疗为主,疗效明显优于单纯放射或单纯手术的疗效。术前放射可以使肿瘤缩小,消灭肿瘤周围的隐性微小病灶,减少手术中

肿瘤扩散的可能,从而降低局部复发率。术后放射可以针对肿瘤残留部位放射,放射剂量可以提高,可以增加近距离,组织间插置等放射方法。出于对保留眶内容以及颅底重要结构的考虑,一般以术前放射为多。上颌窦未分化癌,只需给以单纯放疗。

眶内容的处理原则:眶内容包括眼球,视神经束,眼肌,眶内脂肪等结构。即使已经有顶壁侵犯,在经过术前放射,手术时探查上颌窦顶壁,如果顶壁结构可以随同上颌骨切除,而与眶内软组织没有明显粘连,可以保留眶内容。如果肿瘤明显侵犯顶壁,并且侵犯眶内软组织,此时应切除眶内容。

对于鳞癌,常可以做保留眶底的部分上颌骨切除,眶骨通常能抵抗肿瘤的生长,术中常常只需切除眶骨膜而内容仍可保留。而腺癌累及筛骨时则不能保留眶底。鳞癌或腺癌侵及筛骨时应采取颅颌面入路,以很好地显露和彻底切除。当肿瘤侵及翼突后,治疗较为困难。最好是能够尽量整块彻底切除翼突及累及该区域的肿瘤。

对临床 A 期的嗅神经母细胞瘤可单纯放疗或单纯手术切除。而 B 期嗅神经母细胞瘤则以放疗加手术综合治疗为宜。临床 C 期嗅神经母细胞瘤因常有眶内、前颅凹等部位受侵,应以放疗为主,辅以化疗和手术治疗。

恶性黑色素瘤应以放射治疗加手术切除加术后化疗及生物治疗的综合治疗模式为好。有颈淋巴结转移时,行根治性颈淋巴组织清扫术。

第五节　颌骨恶性肿瘤

一、流行病学

颌骨恶性肿瘤有多种组织来源,但以非牙源性来源最多见,其次是牙源性的,另外少见的有肝、肾、肺及甲状腺等其他部位肿瘤的颌骨转移癌。临床常见的原发性颌骨恶性肿瘤为骨肉瘤,约占 45%,软骨肉瘤占 26%。纤维肉瘤 19%。其它较少见的有恶性纤维组织细胞瘤、造釉细胞肉瘤,原发性中心型骨癌等。

二、临床与诊断

颌骨骨肉瘤:好发于 30 岁左右青年人,男性较女性多见。好发于下颌骨,早期症状为患区发生间歇性麻木和疼痛,很快即可转变为持续性的剧烈疼痛,并伴有耳颞区的反射性疼痛。肿瘤生长迅速,很多牙槽骨和颌骨遭受破坏,致颌骨膨隆,牙齿松动和移位。肿瘤穿破骨皮和骨膜后,短期内可引起面部畸形。由于肿瘤的不断扩张,可见

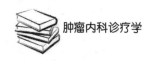

面部的皮肤静脉怒张,皮肤表面温度升高,皮肤绷紧发亮,但鲜少见皮肤穿破和溃烂。骨质破坏过多时,可发生病理性骨折,年轻人及肿瘤发展迅速,肿块表面静脉怒张而无破溃等临床症状。很少发生淋巴结转移,血行转移较长管状骨明显为少。X线片皆见骨质破坏,但骨皮质呈光芒状典型显影者较少。血液检查碱性磷酸酶具有重要诊断意义,其含量往往增高,当手术切除肿瘤或经放射治疗后,则其含量降低;相反当肿瘤出现转移灶或复发时,碱性磷酸酶又出现回升,说明此酶与骨肉瘤的瘤细胞的活跃程度有着密切关系,碱性磷酸酶愈高,则愈后愈差。

颌骨软骨肉瘤:以上颌前牙区、上颌窦区及下颌前磨牙区多见,上颌比下颌多见。发病初期均无特殊异常。本症临床上以肿胀或肿块为主要表现,逐渐发展长大而出现疼痛、牙齿松动或牙齿脱落。发生在上颌骨者可见鼻塞、鼻纽,后期有眼球突出症状;发生在下颌骨关节头时,可引起下颌运动障碍,咀嚼疼痛及张口时下颌偏斜等症状。X线片多见骨质破坏,其间杂有不规则斑块状钙化点,这种肿瘤软骨钙化的数量,常与肿瘤的分化程度一致。

颌骨纤维肉瘤:颌骨中心纤维肉瘤见于儿童及年青人,多见于下颌前联合部、下颌角及髁状突等处。发生自颌骨骨膜的周围性骨纤维肉瘤,以肿块为主要症状;从骨内发生者疼痛为早期症状。骨质逐渐破坏,牙齿出现松动或脱落。由于侵犯下齿槽神经,常出现下唇知觉减退。在上颌骨时,肿瘤可突入鼻腔、上颌窦或眼眶,产生鼻塞、眼球移位等症状。肿瘤侵入翼腭窝时,可引起开口困难。可远处转移至肺部,但较少向区域性淋巴转移。X线片呈弥散性溶骨性破坏,无明显界限。

三、治疗

(一)放射治疗

放射治疗通常作为尤文氏肉瘤的首选治疗,除尤文氏肉瘤外,其他颌骨恶性肿瘤对放射治疗一般是不敏感或不太敏感的,但多数仍主张作为术后综合治疗的一部分。

(二)外科治疗

根治性的外科切除一直是治疗颌骨骨肉瘤、软骨肉瘤、纤维肉瘤、中央性颌骨癌及恶性纤维组织细胞瘤等恶性肿瘤的最有效的方法。颌骨切除是治疗颌骨恶性肿瘤的基本外科手术,切除范围包括原发肿瘤相应部位的颌骨及累及的邻近组织,其内容包括部分或全部颌骨、邻近软组织及皮肤作一并切除,如有淋巴结转移应作同侧颈淋巴联合切除术。

（三）化疗的应用

颌骨浆细胞性肉瘤,化疗常作为首选治疗;对尤文氏肉瘤,放疗虽然较为敏感,但多为暂时性,甚易复发,预后差,放疗合并化疗,可取较好效果;中央性下颌骨癌尚可辅以放射治疗和化学药物治疗。颌骨骨纤维肉瘤术前后尚可采用化学药物疗法。对其他颌骨恶性肿瘤,化疗常作为已不能手术的原发灶或远处转移灶的姑息治疗。

四、预后

颌骨恶性肿瘤比长骨同类肿瘤的预后好。局部复发是颌骨恶性肿瘤致死的最主要的原因,在颌骨恶性肿瘤中,骨肉瘤、纤维肉瘤和软骨肉瘤的预后较好,中央性颌骨癌,尤文氏肉瘤、浆细胞肉瘤及恶性纤维组织细胞瘤的预后差。另外,肿瘤的大小,手术安全切缘及细胞的分化程度是影响预后好坏的重要因素。

第六节　涎腺恶性肿瘤

涎腺亦称唾液腺,分为大涎腺和小涎腺两类,大涎腺包括一对腮腺,颌下腺和舌下腺,小涎腺主要分布在口腔、咽腔、鼻腔、鼻旁窦、喉和气管黏膜内。涎腺恶性肿瘤的病理类型复杂多样,每种病理类型的肿瘤又各具有不同的生物学行为,对同样一种治疗方式可能会产生不同的治疗反应及不同的治疗效果;相当一部分涎腺恶性肿瘤发展较缓慢,自然病程长,评价治疗效果常需十年甚至十五年以上随访。在涎腺恶性肿瘤中,腮腺恶性肿瘤最常见;小涎腺次之;颌下腺较少见;舌下腺最少见。

一、腮腺恶性肿瘤

腮腺恶性肿瘤以黏液表皮样癌,恶性混合瘤及腺癌较多见,其他的腺样囊性癌和腮泡细胞癌,鳞癌和未分化癌较少见。腮腺非上皮来源的恶性肿瘤中以恶性淋巴瘤较常见。腮腺淋巴结转移癌常来自头面部皮肤黏膜恶性黑色素瘤、鳞状细胞癌及睑板腺癌。

（一）临床表现

绝大多数患者因耳下或耳前肿块就诊。有近期肿块生长加快现象,可伴有局部疼痛,面神经麻痹。偶可见到肿瘤侵犯破坏颞骨岩锥（颈内静脉孔为常受侵部位）迷走神经,舌咽神经可受侵麻痹,患者出现音哑、进食呛咳等症状。原发于腮腺深叶的恶性

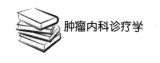
肿瘤致咽侧壁和软腭隆起,肿瘤可侵犯下颌神经,出现患侧半舌,患侧下唇及患侧下牙齿麻木等症状,若肿瘤侵犯翼肌,可出现不同程度开口困难。

(二)诊断

病程的长短,肿块增长速度及伴随的症状对诊断腮腺肿瘤有重要参考价值。高分化粘表癌、腺泡细胞癌及腺样囊性癌生长缓慢,病程较长;混合瘤恶变者先有肿块多年,生长缓慢,就诊前几个月肿块突然迅速增大,部分伴有疼痛;鳞癌和未分化癌病程短,生长快。

典型的腮腺癌肿块质块较硬,活动差或固定,边界不甚清楚,若伴有面神经麻痹,则腮腺癌的诊断基本确立。腮腺肿瘤的查体一定要检查软腭及咽侧壁是否隆起,若出现隆起说明肿瘤来自腮腺深叶或深叶已受侵。对伴有声音嘶哑,饮水呛咳的患者,应检查软腭有无麻痹(舌咽神经受侵表现)及声带有无麻痹(迷走神经受侵表现)。

腮腺区 CT 扫描检查:CT 片能清楚显示肿瘤的位置、大小、与周围结构的关系,尤其能显示乳突、岩锥、颈内静脉孔及颈内动脉是否受侵,这些是制定治疗方案,手术方式的重要依据。

下颌骨 X 线相检查:对肿块固定于下颌骨升支的病例,应行下颌骨正侧位 X 线平片检查,有助于了解下颌骨升支有无破坏。

细针抽吸细胞学检查:此项检查操作简单安全,对区别腮腺良恶性肿瘤有较大参考价值。

(三)治疗

目前腮腺癌的治疗主要有单纯外科手术、外科手术辅以放射的综合治疗、单纯放射治疗、辅助性化学治疗等治疗方法。

1. 原发灶外科手术原则

手术切除是否彻底往往是决定治疗成败的关键。位于腮腺浅叶的、较小的,而且无外侵的高分化粘表癌及腺泡细胞癌,可行保留面神经的腮腺浅叶切除。位于腮腺深叶的癌和位于腮腺浅叶的低分化粘表癌、分化差的腺癌、恶性混合瘤、鳞癌,未分化癌及腺样囊性癌,均应行保留面神经的全腮腺切除。如果肿瘤侵出腺组织,应将肿瘤侵犯的或直接与肿瘤贴近的肌肉(如咬肌、胸锁乳突肌、二腹肌等)及下颌骨骨膜、骨组织等组织切除。腺样囊性癌局部浸润范围广(沿神经侵犯)、局部复发率高,而且一旦复发往往失去彻底治愈的可能性,手术切除的安全界应该比其他类型的腮腺癌要广,对受侵的神经要切到切缘阴性为止。鉴于腺样囊性癌肺转移后仍可生存较长时间,若原发灶的发展可能是致死的原因,在已出现肺转移的情况下仍可行原发灶切除术。

面神经的处理原则:如果面神经没有被肿瘤包裹或者虽然与肿瘤粘连,面神经应予以保留,术后给予放疗,若面神经仅某分支受侵,应保留未受侵的分支。

颈淋巴结的处理:为腮腺癌合并颈淋巴结转移的病例在施行腮腺原发灶手术的同时应该行治疗性颈淋巴清扫术。对临床病例,一般对鳞癌、未分化癌、低分化粘表癌及分化差的腺癌可考虑行选择性颈淋巴清扫。对其他病理类型的腮腺癌一般不行选择性颈淋巴清扫,但对伴有面神经麻痹的病例应行选择性颈淋巴清扫。

2. 手术与放射的综合治疗

对某些已有病理诊断的肿瘤发展迅速的腮腺癌可行术前放疗。但大多数情况下应行术后放疗。术后放疗的适应证:病理切缘阳性或肉眼观察有少量残留的病例;伴有面神经总干或颞面干或颈面干麻痹的病例;肿瘤贴近或累及颅底骨;分化差的腺癌、恶性混合瘤、低分化粘表癌、腺样囊性瘤、鳞癌和未分化癌;肿瘤同面神经贴近或粘连而行面神经保留的患者;复发性腮腺癌;伴有颈淋巴结转移的腮腺癌(放射野还应包括颈部)。

二、颌下腺恶性肿瘤

颌下腺肿瘤中约一半为恶性肿瘤。其中腺样囊性癌最常见,粘表癌次之,其余为腺癌、恶性混合瘤、鳞癌和未分化癌。

(一)临床表现

大多数病例以颌下肿块而就诊,有时可见面神经下颌缘支或舌下神经受累,半舌麻木或舌痛局部疼痛。晚期病例可侵犯皮肤,致皮肤破溃,向后侵犯翼肌可致开口受限。

(二)诊断

病程的长短,肿块增长速度及伴随的症状对诊断腮腺肿瘤有重要参考价值。对疑有向后向上侵犯咽旁间隙和颞下窝者应行 CT 或 MRI 检查。

(三)治疗

外科手术原则:颌下腺癌的外科手术原则同腮腺癌相同。

术后或术前放疗的应用:颌下腺癌比腮腺上癌临床行为恶性程度高,愈后差。除T1、T2 高分化粘表癌及无包膜外侵的高分化腺癌及恶性混合瘤外,其余均应行术后放疗。

颈部淋巴结的处理:已有颈淋巴结转移的病例,应常规行治疗性颈淋巴清扫术。

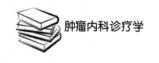

对临床病例,颌下腺鳞癌、腺癌、未分化癌恶性混合瘤及分化差的粘表癌颈淋巴结转移率较高,可考虑行选择性颈淋巴清扫术。

三、小涎腺癌

小涎腺广泛分布于口腔、鼻腔、付鼻窦、咽、喉及气管的黏膜下。小涎腺癌中以腺样囊性癌最常见,其它病理类型依次为腺癌、粘表癌、恶性混合瘤、腺泡细胞癌偶可见到。上腭是小涎腺癌最常发生的部位,其次鼻腔和付鼻窦,再次为舌、颊、唇、牙龈、扁桃体窝、鼻咽等部位。

（一）临床表现

小涎腺癌依发生部位的不同而有不同的临床表现,多表现为局部肿物,骨质破坏和邻近神经受侵症状。

（二）诊断

细胞学检查和切取活检是明确病变性质的主要手段。CT 检查有助于了解受侵范围,决定手术进路及切除范围。

（三）治疗

外科手术原则:有足够的肿瘤四周安全界的切除术,是小涎腺癌外科手术的基本原则。

术前或术后放疗的应用:术后放疗能提高局部控制率及生存率,除了较小的高分化粘表癌,高分化腺癌外,其它小涎腺癌均应行术前或术后放疗。

第三章 胸部及纵隔肿瘤

第一节 肺癌

流行病学研究显示:无论从发病还是死亡病例来看,肺癌均为全球首位的癌症。近年来,由于有计划、合理地综合应用现有的几种治疗手段,肺癌的有些亚型的治愈率有所提高,晚期疾病的生存期也有所延长。

一、病因学

吸烟是肺癌最主要的致病因素。90%以上的肺癌是由于主动吸烟或被动吸"二手"烟所致。吸烟指数(每天吸烟支数 X 吸烟年数)大于 400 者为肺癌的高危人群。

工业接触石棉、砷、铀、镍、铬均是肺癌致病的危险因素。

大气污染包括室外空气污染和室内空气污染。工业废气和汽车尾气含有致癌物质,尤以苯并芘的致癌作用最明显。室内装饰材料如甲醛和氡气也可能是肺癌发生的危险因素。

癌基因和抑癌基因 p53 基因突变被认为同肺癌的发生有关,同肺癌发生有关的基因包括 ras 、myc 、Rb 等。

二、病理学

大体分型根据肿瘤的发生部位,肺癌的病理大体分型可分为:

(1)中央型:肿瘤发生在段支气管开口以上的支气管者。

(2)周围型:肿瘤发生在段支气管开口以下的支气管。

组织学分类 WHO 将肺癌的组织学表现分为:

(1)鳞状细胞癌:简称鳞癌,约占所有肺癌的 30%～35% ,鳞癌以中央型肺癌为主,周围型的鳞癌较少。

(2)腺癌:约占 35%～40%,包括腺泡状腺癌、乳头状腺癌和细支气管—肺泡细胞癌 3 个亚型。腺癌既可以是中央型,也可以是周围型,以后者稍多。

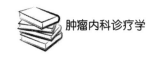
（3）大细胞癌:约占 10% ,包括巨细胞癌和透明细胞癌两个亚型。

（4）腺鳞癌:为一种具有鳞癌、腺癌两种成分的癌。

（5）小细胞癌:占 20%～25%,包括燕麦细胞癌、中间细胞癌和混合燕麦细胞癌 3 个亚型。此型肺癌的生物学特性是恶性程度高,容易发生转移。

（6）其他类型的肺癌还有支气管腺癌、类癌、癌肉瘤等,均较少见。

根据肺癌的生物学特性和治疗方法的不同,肺癌分为两大类:

（1）小细胞肺癌:占所有肺癌的 20%～25% ,治疗需采取以化学治疗为主的综合治疗。

（2）非小细胞肺癌:除了小细胞癌以外的所有类型的肺癌,占所有肺癌的 75%-80%。治疗多采用以手术治疗为主的综合治疗方法。

三、临床表现

1. 肿瘤所引起的局部和全身症状

（1）咳嗽:为肺癌最常见的症状,多为刺激性干咳,无痰或少许白色黏液痰。

（2）血痰:为肺癌最典型的症状,多为血丝痰或痰中带血。血痰是癌瘤侵犯了支气管黏膜微细血管所致,常混有脱落的癌细胞,痰细胞学检查阳性率高。

（3）胸闷胸痛:早期仅表现为轻度的胸闷,当癌瘤累及壁层胸膜或直接侵犯胸壁时,可引起该部位恒定的持续性疼痛。

（4）气促:肿瘤堵塞支气管引起阻塞性肺炎或肺不张是肺癌气促的原因之一,肺癌胸膜播散所致的恶性胸水也是气促的原因。另外,弥漫性肺泡癌导致肺间质病变,可引起换气不足性的气促,严重者可引起难于治疗的呼吸困难。

（5）发热:阻塞性肺炎是肺癌发热的主要原因。这种发热的特点是迁延反复,时好时坏,难于治愈。另外,发热也可为癌性毒素或骨髓转移所致。

（6）非特异性全身症状:食欲缺乏、体重减轻、晚期出现恶病质等。肺癌的症状学没有特异性,与许多呼吸系统的疾病的临床表现近似。因此,依靠症状学来诊断肺癌,关键在于对肺癌的警惕性。凡是超过两周经治不愈的呼吸道症状,要高度警惕肺癌存在的可能性。

2. 肺癌外侵与转移的症状

（1）上腔静脉阻塞综合征:肺癌直接侵犯或右上纵隔淋巴结转移压迫上腔静脉所致,表现为头颈部甚至双上肢水肿,颈部和上胸部静脉怒张、毛细血管扩张等。有 5%～10% 的肺癌患者以此为首发症状就诊。

（2）Horner 综合征：肺癌或转移淋巴结累及第 7 颈椎至第 1 胸椎外侧旁的交感神经所致，表现为患侧眼球凹陷、上眼睑下垂、眼裂变小、瞳孔缩小，患侧无汗等。

（3）Pancoast 综合征：在 Horner 综合征的基础上，肿瘤进一步破坏第 1、2 肋骨和臂丛神经，引起上肢疼痛。

其他常见外侵与转移的症状有：累及喉返神经引起声嘶；脑转移出现头痛、呕吐、偏瘫；骨转移引起相应部位的持续性疼痛等。

3. 肺癌的伴随症状

（1）肺性肥大性骨关节病：多见于肺腺癌患者，发生率约 12% 左右，其次也可见于肺鳞癌。主要临床表现为骨的大关节疼痛，杵状指、趾，X 线见长骨骨膜增生或骨膜炎可作为诊断依据，其产生机理尚未明。

（2）类癌综合征：主要临床表现为腹痛腹泻、面部潮红、支气管痉挛。类癌综合征的产生原因是癌组织中的嗜银细胞所产生的生物活性胺类所致。值得一提的是，类癌综合征多见于小细胞肺癌，而支气管类癌多不出现类癌综合征。

（3）男性乳房发育：主要临床表现为双侧或单侧的乳腺发育。产生原因可能是肺癌产生异位促性腺激素所致，多见于小细胞肺癌。

其他的肺癌伴随症状有异位甲状旁腺样物质引起的高血钙症；癌性神经病变和肌肉病变、皮肌炎；嗜酸性细胞增多症；Cushing 综合征和抗利尿激素过多症等。

四、诊断

肺癌的诊断可分为肺癌的定位诊断和肺癌的定性诊断两种，所有的影像学诊断方法可归为肺癌的定位诊断，而所有以获取细胞学或病理组织学为目的的诊断方法可归为肺癌的定性诊断。定位诊断是基础，定性诊断是关键。

X 线检查必须同时行胸部正位片和胸部侧位片检查，加做胸部侧位片，则肺癌的检出率可增加 7%。

CT 检查胸部 CT 检查目前已成为估计肺癌胸内侵犯程度及范围的常规方法，其他部位包括脑、肝、肾上腺的 CT 检查，一般是在临床有怀疑转移时才进行检查。

MRI 检查胸部 MRI 检查较 CT 更容易鉴别实质性肿块与血管的关系，但对肺部小结节的检查效果不如 CT 好。

PET 检查主要用于排除胸内淋巴结和远处转移。但该检查相当昂贵，目前还不能广泛应用。

其他的影像学检查还有 B 超和 ECT 检查。前者用于疑有肝脏转移，后者用于排

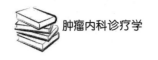

除骨转移。

肺癌的细胞学检查属于肺癌的定性诊断,常用的方法包括:

(1)痰细胞学检查:肺癌痰细胞学检查阳性率在40%~80%之间。中央型肺癌、有血痰者的癌细胞检出率较高。连续3~5天的痰细胞学检查可提高检出率。

(2)胸腔积液癌细胞学检查:血性胸腔积液癌细胞的检出率较高。

(3)经皮细针肺穿刺细胞学检查:为创伤性检查,有引起气胸、出血的可能,特别是可引起针道种植转移,因此不主张常规应用。对于肺部孤立的结节性病变,如果没有手术禁忌证,应选择剖胸探查,诊断与治疗同步进行,而不应该做经皮肺穿刺活检检查。

其他的细胞学检查还包括锁骨上肿大淋巴结或皮下结节的穿刺涂片细胞学检查。

肺癌的内镜检查同样属于肺癌的定性诊断,常用的方法包括:

(1)纤维支气管镜检查:这是肺癌诊断中最重要的手段,对肺癌总的确诊率达80%~90%。

(2)纵隔镜检查:纵隔镜检查在确定肺癌有无纵隔淋巴结转移上有重要作用,是肺癌分期的重要手段,同时也可用于胸部疑难疾病的鉴别诊断。

(3)胸腔镜检查:适应证主要是:胸膜病变;恶性胸水;肺的弥漫性病变等。对于以诊断为目的的胸腔镜检查,一般都是在其他非创伤检查执行之后仍然未能确诊的病例才考虑应用。

五、鉴别诊断

肺结核结核球需与周围型肺癌相鉴别。前者多见于年轻患者,影像学上可见到病灶边界清楚,密度较高,有时有钙化点,病变在较长时间内没有变化。粟粒性肺结核需与弥漫型细支气管肺泡癌相鉴别。前者多有发热等全身中毒症状,但呼吸道症状不明显。影像学上病变为细小、分布均匀、密度较淡的粟粒样结节。

肺炎应与癌性阻塞性肺炎相鉴别。肺炎起病急,先出现寒战、高热等毒血症状,然后出现呼吸道症状,抗生素治疗病灶吸收迅速。但当出现反复迁延不愈的局限性肺炎时,应高度怀疑肺癌的存在,痰细胞学检查或纤维支气管镜检查有助于鉴别诊断。

肺部良性肿瘤常见的有错构瘤、软骨瘤和瘤样改变的炎性假瘤。这类病变有时很难鉴别诊断,必要时应采取积极的剖胸探查术。

纵隔肿瘤尤以纵隔淋巴瘤应与中央型肺癌相鉴别。淋巴瘤常呈双侧性改变,可有长期低热的症状。纵隔镜检查有较大的鉴别诊断意义。

结核性胸膜炎应与癌性胸水相鉴别。胸腔积液细胞学检查是最好的鉴别手段。

六、处理原则

非小细胞肺癌采取以手术为主的综合治疗,小细胞肺癌则采取以化疗放疗为主的综合治疗。

1. 外科治疗

(1)手术适应证:临床Ⅰ、Ⅱ期和部分Ⅲa期(T3N1M0)的非小细胞肺癌;Ⅲa期肺癌经新辅助治疗后能手术切除者;局限晚期(T4N0-1M0)小细胞肺癌经诱导治疗后取得缓解者。

(2)手术术式:以肺叶切除加肺门纵隔淋巴结清扫为首选术式。其他术式包括全肺切除术、肺局部切除术、扩大性肺切除术、气管支气管或/和血管成型肺切除术。各类术式的选择必须按照最大限度切除肿瘤、最大限度保留肺组织的原则,根据具体情况具体决定。

(3)手术禁忌证:严重心、肺、肝、肾功能损害无法承受手术者;有远处转移者。

2. 放射治疗

(1)非小细胞肺癌(NSCLC):肺癌的放射治疗包括如下方面:早期(I/II期)非小细胞肺癌的根治性放射治疗;非小细胞肺癌的术后放射治疗;局部晚期非小细胞肺癌的放射治疗;化疗与放射治疗综合治疗等。

外科手术仍然是早期NSCLC的首选治疗手段。然而对哪些因心肺功能差、合并其他内科疾病或病人体弱不能耐受手术;或病人拒绝手术。对这组病人,放射治疗是一种有效的治疗手段。根治性放射治疗可使部分病例获得长期生存的结果。

非小细胞肺癌的术后放射治疗,随着临床研究的积累有了一些新的认识。目前认为术后放疗适用于以下方面:①术后有肿瘤残存的病例。②多发N2阳性的病例。③尽量采用3维适形放射治疗技术,减少肺和心脏受量。④总剂量不超过DT60Gy,单次剂量≤2Gy。

局部晚期NSCLC的放射治疗,能够提高生存率并对大部分病例起到姑息治疗效果。病人的中位生存期为9个月,2年生存率10%~15%,5年生存率5%。近年来的研究显示化疗合并放射治疗能够提高生存率。放射治疗与化疗的综合治疗是目前局部晚期NSCLC的治疗策略。

根治放疗适应证:早期(Ⅰ、Ⅱ期)及ⅢA期小N2的NSCLC。

照射范围:原发灶及可见的综膈转移淋巴结。

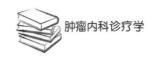

放射源:钴 60 及高能 X 射线。

照射剂量:DT60-70Gy/30~35 次,单次剂量 2Gy。

照射技术:常规照射或 3 维适形放射治疗技术。

姑息放疗适应证:骨转移;脑转移等。

照射剂量:局部晚期 NSCLCDT50-60Gy/25~30 次。骨转移及脑转移为 30-40Gy/15~20 次。局部晚期 NSCLC 进行同期放化疗,目前 2 年生存率可达 30%左右,具有很好的前景,今后还需更多的临床研究。

根治治疗适应证:确诊肺癌可以手术探查,但因某种原因不能进行手术者。姑息性放射治疗:病变局限于一侧肺有同侧肺门及(或)同侧和对侧纵隔淋巴结转移,及(或)同侧锁骨上淋巴结转移者。

照射剂量:对非小细胞肺癌来说,根治剂量为 6000~7000cGy/30~35 次/6~7 周。

照射野:照射野应包括原发病灶及同侧肺门以及双侧纵隔。

手术与放射综合治疗:①术前放射治疗:前瞻性随机分组的研究认为术前放射治疗并无优点。②术后放射治疗:非小细胞肺癌术后放射治疗有无好处,尚无定论。根治术后淋巴结阳性是否进行术后放射治疗,有待进一步证实。姑息切除以后则应进行术后放射治疗。

(2)小细胞肺癌(SCLC):

放射治疗:荟萃分析(Mata-analysis)方法对 13 个随机对照研究中 2140 例分析得出,化疗合并放射治疗优于单纯化疗,3 及 5 年生存率分别为 15%、9%和 11%、7%(P=0.001)。2 年局部复发率分别为 23%和 48%(P=0.0001)。目前,局限期 SCLC 的标准治疗方案是化疗加局部放射治疗的综合治疗。

照射野按化疗后的病变范围(包括原发灶,同侧肺门及相应纵隔转移淋巴结)。不行锁骨上淋巴引流区预防照射。

放射源:钴 60 及高能 X 射线。

照射剂量:DT50-60Gy,单次剂量 2Gy。

照射技术:常规照射或 3 维适形放射治疗技术。

脑是 SCLC 常见的转移部位,脑转移的发生率在整个 SCLC 发展过程中达 50%,文献报道,治疗后生存 2-5 年的病例中枢神经系统复发率高达 80%。荟萃分析结果显示,SCLC 化疗后完全缓解的病人脑预防照射能够提高生存率及无病生存率(DFS),全脑预防照射(PCI)放疗剂量为 DT30-36Gy/15~18 次。

放射治疗和化疗联合应用有 3 种方式:①序贯治疗;②交替治疗;③联合放化疗。

目前多数研究认为放射治疗开始的时间越早越好。

放射治疗在治疗肺小细胞癌时，主要是胸部照射及脑预防照射。胸部照射的范围应同非小细胞肺癌一样，同时应对锁骨上进行预防照射。胸部照射剂量为 4000cGy/20 次/4 周到 6000cGy/30 次/6 周。锁骨上淋巴引流区治疗剂量为 6000～7000cGy/30～35 次/6～7 周，预防剂量为 4000cGy/20 次/4 周。

3. 化学治疗

（1）治疗原则：

小细胞肺癌无论局限期和广泛期均应进行化学治疗，目的是控制肿瘤的播散。除晚期病人外，一般不应单一治疗，而应采取综合治疗。

非小细胞肺癌应首选手术，根据情况在术后加其他治疗。Ⅰ A 期以手术为主；IB 和Ⅱ期病人术后可行放疗和（或）化疗；ⅢA 期最好先作非手术治疗以后再手术，术后根据情况进行其他治疗，一般情况好的 IIIB 期应行同步化放疗；有胸腔积液的ⅢB 期和Ⅳ期以全身治疗为主的综合治疗。

（2）常用联合化疗方案：

小细胞肺癌：局限期和广泛期小细胞肺癌的初始治疗：CE（CBP+VP－16），EP（VP－16+DDP），COA（CTX+ADM+VCR），CAP（CTX+ADM+DDP）；TPT+DDP。复发性小细胞肺癌：VIP（VP－16+IFO+DDP）；CPT－11+DDP。

非小细胞肺癌：晚期非小细胞肺癌的初治方案：EP（VP－16+DDP），MVP（MMC+Vl）S+DDP，NP（NVB+DDP），PC（TAXOL+CBP）±贝伐单抗，TP（TAXOL+DDP），GP（Gemzar+DDP），TI（TAXOL+IFO）。

复发转移性非小细胞肺癌的二线治疗：TXT，吉非替尼，培美曲塞。

4. 靶向治疗原则

肿瘤分子靶向治疗（Molecular targeted therapy）是指"针对参与肿瘤发生发展过程的细胞信号传导和其他生物学途径的治疗手段"，广义的分子靶点包括了参与肿瘤细胞分化、周期、凋亡、细胞迁移、浸润行为、淋巴转移、全身转移等过程的、从 DNA 到蛋白/酶水平的任何亚细胞分子。NSCLC 靶向治疗目前主要包括单克隆抗体、抑制酶/蛋白活性的小分子药物、抑制蛋白翻译的反义 RNA 以及与细胞内分子特异性作用的药物及抗血管生成药物等。

Cetuximab（Erbitus、IMC-C225）为人/鼠源嵌合的 EGFR 的单克隆抗体。Rosell 等认为 cetuximab 联合 NP 方案能提高疗效，毒性可耐受。ECOG4599 研究中，PC 方案和 PCB 方案随机治疗非鳞癌 NSCLC 的有效率分别为 10% 和 27.7%（p<0.0001），中位

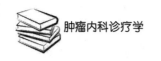

PFS 分别为 4.5 个月和 6.4 个月(p<0.0001),1 年 PFS 率分别为 6.4% 和 14.6%,中位生存期分别为 10.2 个月和 12.5 个月(p = 0.0075),1 年生存率分别为 43.7% 和 51.9%,2 年生存率分别为 16.9% 和 22.1%,提示与 PC 方案相比,PCB 能明显提高生存期,而且毒性可耐受,可作为非鳞癌 NSCLC 的一线治疗方案。

三线治疗:gefitinib 和 erlotinib 为选择性 EGFR 酪氨酸激酶抑制剂。多数研究显示东方人群,不吸烟者、女性、支气管肺泡癌或腺癌伴支气管肺泡癌分化者有效率高,EGFR 酪氨酸激酶区基因突变、基因拷贝数与疗效相关,但疗效与 EGFR 的表达无明显相关。NCIC BR21 研究 erlotinib 150mg/d 在与安慰剂的 Ⅲ 期随机对照研究中也显示生存期的优势,中位生存期分别为 6.7 个月和 4.7 个月(P = 0.001)。ISEL 研究中 gefitinib 250mg/d 与安慰剂相比,对东方人、不吸烟者能延长生存期。随后的多因素分析显示 erlotinib 的有效率与腺癌(P = 0.01)、从不吸烟者(P<0.001)和 EGFR 表达(P = 0.03)等因子相关,但 EGFR 的表达、基因突变等因素对总生存期无显著影响。目前 NCCN 推荐 erlotinib 作为二线或三线治疗,但在我国 erlotinib 尚未上市,gefitinib 可作为二线或三线治疗的选择。

5. 综合治疗

由于大多数患者在诊断时已是局部晚期或有远处转移,5 年生存率(1996—2000 年)为 15%,其中 Ⅰ 期为 56%、Ⅱ 期 32%、Ⅲ 期 9 %、Ⅳ 期 2%。对于局限期患者,尽管做了根治性手术,其中仍有一半的患者在 5 年内将死于肿瘤。Ⅰ 期非小细胞肺癌患者术后的 5 年生存率可达 60%～80% ,Ⅱ 期则只有 25%～50%。对于多数早期 NSCLC 和 SCLC 病例,综合治疗可以提高病人的治愈率和生活质量,中晚期病人经综合治疗也有相当部分可得治愈,并能延长生存期和改善生活质量。初诊时已不能手术切除的非小细胞肺癌放化疗后再手术,5 年生存率可有提高。小细胞肺癌的分期决定了预后,局限期通过化疗和胸部放疗,中位生存期可达 18～24 个月,而广泛期患者通过姑息性化疗,中位生存期仅 10～12 个月。大约 5%～10% 的小细胞肺癌患者表现为中枢神经系统受侵,其中的一半在 2 年内出现脑转移症状。对这部分患者进行姑息性放疗,仅有一半有效,中位生存期不到 3 个月。因而重视姑息和支持治疗也是当前受到重视的一个方面。

(1)小细胞肺癌的综合治疗:小细胞肺癌综合治疗优于单一治疗已为学术界公认。在局限期应先作化疗和放疗,对疗效好的病例可有选择地进行手术(辅助手术),然后再作内科治疗。对广泛期的患者应先作化疗和生物反应调节剂的治疗,对化疗效果好者,可选择性加用放疗。放疗和化疗的近期疗效都较好,有效率在 80% 左右,但远期结果差,局限期 5 年生存率为 7% ,广泛期仅 1%。

目前,局限期和广泛期的标准化疗方案包括 4~6 周期 DDP+VP-16 ,或 DD P + VP-16 与 CTX + ADM +VCR 交替。高剂量化疗有效或常规剂量化疗的患者可加用胸部放疗。随机对照的临床研究结果显示高剂量化疗的毒性相关死亡增加(高剂量与常规剂量的毒性相关死亡分别为 8% 和 1% , 95% 可信区间 2%~14%),但强烈化疗和常规化疗的无病生存期(中位生存期均为 0.66 年)和总生存(分别为 0.98 年和 0.91 年)无显著性差异。由于没有与此相关的综述性文献及大宗临床试验报道,因而无法比较含阿霉素或顺铂的化疗方案和其他方案的疗效。

在过去的 10 年里,局限期小细胞肺癌的中位生存时间已从 14~16 个月提高到 20~24 个月。有综述(包括 13 篇临床试验,2573 例患者,每篇 52~426 例患者)显示放化疗联合治疗局限期小细胞肺癌的 3 年生存率较单纯化疗明显提高(15% :10% ,P = 0.001)。另一篇(包括 11 篇临床试验,其中 10 篇与第一篇综述的相同,1911 例患者)发现放化疗联合的局部控制率为 50% ,明显高于单纯化疗的 25%。至于进行放疗的时间是早些好还是晚些好,有综述报告(总结了 4 个临床试验,927 例患者)发现化疗后早期和晚期进行放疗的 5 年生存率无显著性差异(30% :15% ,P = 0.03)。且常规剂量放疗(2 周 25Gy)和高剂量放疗(3 周 37.5Gy)的总生存亦无显著差异。此外,一篇随机对照的临床研究显示高分割放疗(每天两次)较常规放疗明显改善 5 年生存(高分割前疗为 26% ,常规放疗为 16% ,P = 0.04)。但另一个临床试验却发现二者的 3 年生存率无显著性差异(50.4Gy 分 28 次,每天一次放疗的 3 年生存率为 34% ;48Gy 分 32 次,每天两次的为 29% ,P = 0.046)且放化疗联合治疗的患者出现与治疗相关的病死率是单纯化疗患者的两倍(3.3 比 1.4% , 95% 可信区间 1.90~3.18)。每天两次放疗的患者的食管炎发生率亦高。由此可见,局限期小细胞肺癌除化疗以外,加用胸部放疗可提高生存时间,但放疗的最佳时机、剂量及分割方式仍不确定。

治疗后已获得完全缓解的小细胞肺癌,继续进行预防性颅照射可提高生存,减少脑转移的发生。有综述(涉及 7 个临床试验,987 例患者)总结了治疗后达到完全缓解的患者进行颅照射的资料,发现颅照射组中有 12% 的患者确诊时是广泛期,而对照组中 17% 是广泛期,元分析显示颅照射能显著提高生存(3 年时的死亡,RR 为 0.84 , 95% 可信区间 0.73~0.97 ,生存提高了 5.4%)及无病生存(3 年复发或死亡的 RR 为 0.75 , 95% 可信区间 0.65~0.86)。分层分析发现,仅有男性的生存得到改善,但无显著性差异(P = 0.07)。脑转移的发生率下降(RR 0.46 , 95% 可信区间 0.38~0.57)。大剂量放疗大大降低了脑转移的发生(P = 0.02),但并不改善生存(P = 0.89)。

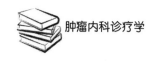

由于资料不足,在元分析中没有提到预防性颅照射是否会导致神经精神的后遗症。虽然有预防性颅照射后出现长期认知障碍的报道,但这种症状的临床意义尚不清楚。

口服 VP-16 对生存时间的改善明显差于联合化疗。总的来说,口服 VP-16 毒性小,但并没有显著改善生活质量。多个临床试验均比较了口服 VP-16 和化疗的疗效。其中一个研究结果发现联合化疗的 1 年生存率明显高于口服 VP-16 ,100mg/d xs(19.3% 比 9.8% ,P<0.05),但两组的中位生存时间无显著性差异(5.9 个月比 4.8 个月),而有关生活质量的结果是矛盾的。联合化疗的患者恶心的发生率高(p<0.01),但口服 VP-16 组患者的疼痛、食欲、一般情况、情绪均差于联合化疗组(P<0.001),且口服组肺癌症状缓解的时间短。虽然在联合化疗组中出现与治疗相关的症状较多,但两组的生活质量无显著性差异。

(2)非小细胞肺癌的综合治疗:多年来有很多相关报道,但成功的经验不多,很少能达到完全缓解。目前多作为辅助治疗或对晚期病人的姑息治疗。

术后辅助治疗:最近 CALGB 9633、BR10 以及 ANITA 研究选择 PC 或 NP 方案作为 IB 期-Ⅲ期非小细胞肺癌根治术后的辅助化疗方案,与单独手术相比联合化疗能提高 5 年生存率 4.1%(P<0.03)。因此含铂两药联合辅助化疗已成为 IB 期-Ⅲ期的标准治疗,一般化疗 4 周期。IALT 研究中,选择以 DDP 为基础的方案(+VP-16 者 56%、+NVB 者 27%、+VLB 者 11%、+VDS 者 6%)辅助化疗,病例选择 Ⅰ-ⅢA 期 NSCLC,结果化疗组和对照组的 5 年生存率分别为 44.5% 和 40.4%(P<0.03)。NCIC CTG BR.10 即 NVB/DDP 在早期 NSLCL 术后辅助化疗的研究,选择 T2N0、T1N1、T2N1 期 NSCLC 进行辅助化疗,化疗组的中位生存期 94 个月、对照组为 73 个月,化疗组的 5 年总生存率 69%,对照组 54%(HR 0.69,P=0.012)。CALGB 9633 研究是使用 PTX/CBP 方案对 ⅠB NSCLC 术后进行辅助化疗,化疗组的 4 年生存率为 71%、对照组为 59%。ANITA 研究的病例选择包括完全切除术后 ⅠB、Ⅱ、ⅢA 期 NSCLC 者,随机接受 NP 方案辅助化疗或不化疗对照组。结果显示辅助化疗能明显延长生存期,NP 和对照组的中位生存期分别为 65.8 个月和 43.7 个月、5 年生存率分别为 51% 和 43%(HR 1.264,P=0.0131)。

此外,随机对照的临床试验对术前化疗和术前不化疗的患者进行了生存分析(每组 60 例,均为可手术切除的Ⅲ期非小细胞肺癌患者),发现术前新辅助化疗可提高可手术切除的Ⅲa 期患者的 2 年生存。但有关Ⅲa 期非小细胞肺癌的术前化疗有待于大规模的临床研究。

对不能手术切除的 Ⅰ期非小细胞肺癌患者,胸部放疗加化疗可明显提高生存率。

有 3 篇综述比较了不可手术切除的Ⅲ期非小细胞肺癌单独放疗和放化疗结合的疗效。第一篇综述显示联合治疗组在 2 年时有绝对的生存优势。第二篇发现放疗后加用含顺铂的化疗方案,在第 1 年和第 2 年时均可显著地降低病死率。第三篇结果与之相似。此外,一个随机对照的临床研究结果显示,DDP 十 VLB 化疗 2 个月后进行常规放疗,与单独常规放疗或单独高分割放疗相比(分别为 8% 比 5% ,P = 0.04;8% 比 6% ,P = 0.04) , 5 年生存率得到明显提高。另一个研究则比较了根治性放疗加或不加 4 周期 MMC 十 IFO + DDP 化疗的远期疗效,结果表明两组生存无显著性差异(联合治疗组的中位生存期 11.7 个月,单独放疗组 9.7 个月)。遗憾的是没有比较毒副作用和生活质量的资料。对于Ⅳ期非小细胞肺癌,含顺铂方案的化疗可使患者受益,生存期较 BSC (最好的支持治疗)长,生活质量亦有提高。但单药化疗和联合化疗的疗效相比却有不同的结论。有关二线化疗的疗效资料尚不足。化疗能改善与肿瘤相关的症状,但 50% 以上患者出现脱发、胃肠道反应及血液学毒性。如何提高肺癌患者的生活质量仍然是一种挑战。Ⅳ期非小细胞肺癌的治疗应包括化疗或对症治疗(包含姑息放疗在内)。

一线化疗:晚期或复发的 NSCLC 患者应以化疗为主,局部晚期 NSCLC 应采用综合治疗。对于局部晚期 NSCLC,化放疗优于单用放疗,且同步化放疗似乎优于序贯化放疗。在前期的临床试验中(从 1970 年以后),烷化剂并没有显著提高晚期 NSCLC 患者的生存。但最近的荟萃分析显示与最佳支持治疗相比,含铂类的化疗方案可以延长生存期,改善症状控制,提高生活质量。含顺铂的方案明显地降低了 1 年的死亡危险度,提高了中位生存时间(5.5 个月:4 个月)。顺铂或卡铂与以下任何一药物联合都是有效的:紫杉醇、多西他赛、吉西他滨、长春瑞滨、伊立替康、依托泊苷、长春碱。各新药(紫杉醇、多西他赛、吉西他滨、长春瑞滨) 联合铂类的化疗方案疗效相似。在一般状况较好的患者中,疗效较稳定:总有效率(ORR) 为 25% ~ 35%,至疾病进展时间(TTP) 为 4 ~ 6 个月,中位生存期(MST) 为 8 ~ 10 个月,1 年生存率为 30% ~ 40%,2 年生存率为 10% ~ 15%。目前资料显示以 DDP 为基础的方案略优于以 CBP 为基础的方案。不能耐受含铂方案者,也可选择非铂的新药两药联合方案。其中分期、体重下降、一般状况、性别等基线预后因素可预测生存。多数研究认为一般状况较好(PS 0 ~ 2) 的老年患者应给予适当治疗,而一般状况较差(PS 3-4) 的任何年龄的患者不能从化疗(细胞毒药物治疗)中获益,宜给予最佳支持治疗。

二线治疗:在一线治疗期间或之后疾病进展的患者,单药多西他赛或酪氨酸激酶抑制剂吉非替尼或培美曲塞,可作为二线药物。随机对照的临床试验显示紫杉特尔与

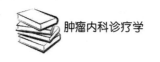

最好的支持治疗相比,显著地提高了 1 年生存(分别为 37% 比 11%, P = 0.003),改善生活质量,因此作为标准的二线方案。最近有研究结果显示培美曲塞+顺铂与单药紫杉特尔的疗效相似,而毒副作用较轻,也被 FDA 批准为二线治疗方案,但中国尚未批准作为 NSCLC 的二线治疗。国际临床研究(ISEL 试验)显示吉非替尼与最佳支持治疗相比,可延长东方人,女性,不吸烟,腺癌患者的 TTP 和中位生存时间。

第二节　纵隔肿瘤

一、纵隔的解剖分区

纵隔位于两侧胸膜腔之间,前为胸骨,后为胸部脊柱及邻近的后肋,上部为相当于第一胸椎及双侧第一肋平面的胸腔入口,下为膈肌。

纵隔可分成 5 个区:以胸骨角与第四胸椎间盘为假设连线,可将纵隔分为上纵隔区和下纵隔区。上纵隔又以气管为界分为前上纵隔和后上纵隔两个区,气管前部分称为前上纵隔,气管后部分为后上纵隔。下纵隔以心包为界,进一步将纵隔分为 3 个区。心包前缘前为下前纵隔区,心包后缘以后为下后纵隔区,心包前后缘之间则为中纵隔区。纵隔不同部位好发不同的纵隔肿瘤,前上纵隔是胸内甲状腺肿的好发部位;前上纵隔下部多见胸腺肿瘤及囊肿;前下纵隔上部是畸胎类肿瘤与囊肿的好发部位;后纵隔多数为良性肿瘤,以神经源性肿瘤最常见,其次是支气管囊肿及胃肠囊肿。心包囊肿多在前下纵隔心隔角处。中纵隔的肿瘤绝大多数为恶性肿瘤如恶性淋巴瘤或纵隔淋巴结转移癌。

二、临床表现

纵隔肿瘤多为良性,恶性只占 10% ~ 25%。无症状者 90% 为良性,有症状者 47% 为恶性。纵隔肿瘤的症状与肿瘤的大小、发生部位、生长速度以及是否压迫侵犯邻近组织器官有关。良隆肿瘤及囊肿生长缓慢,症状较轻。恶性肿瘤生长快,易压迫或直接侵犯邻近组织器官而产生诸多症状。

(1)胸闷、胸痛多因肿瘤挤压邻近组织及胸膜所引起,发生率约 30%。

(2)呼吸道症状多为刺激和压迫症状,表现为干咳、气促或是呼吸困难。恶性肿瘤穿破支气管时出现咯血,畸胎类肿瘤病人可咳出毛发或皮脂样物,发生率约 34%。

(3)神经刺激症状胸和颈交感神经节受压可引起 Horner 综合征,表现为同侧上眼睑下垂、瞳孔缩小、眼球内陷,同侧头面无汗,皮温升高等。肋间神经受压引起肋间神经痛及支配区感觉减退,臂丛受压可引起肩部及上肢疼痛。喉返神经受侵犯表现为声嘶。个别病例膈神经受侵犯可出现顽固性呃逆。

(4)大血管压迫症状肿瘤压迫上腔静脉,可引起上腔静脉压迫综合征,表现为头面部水肿,球结膜水肿、充血、视朦、颈部及胸前浅静脉显露、怒张,口唇发绀等,头臂静脉受压,可引起患侧上肢静脉压升高,肢体肿胀。

(5)胸腺瘤可伴重症肌无力,发生率从 4.3%～54%之间。此外少数胸内甲状腺肿有甲亢症状,嗜铬细胞瘤可发生高血压。

三、诊断

(一)影像学检查

胸部 X 线检查标准的后前位及侧位胸片是检查纵隔肿物的基本手段,能显示肿瘤的部位、形态、轮廓、密度及与周围组织关系等。纵隔肿瘤在没有出现显著症状之前,多数是在体检或其他原因拍胸片时发现。食管吞钡能显示食管受压情况。

CT 检查能准确显示纵隔肿瘤的部位、范围、大小、轮廓、质地、均匀性和其他结构的关系,是检查纵隔肿瘤最合适的手段。三维成像能了解纵隔肿瘤与周围心血管的关系。

MRI(磁共振)检查能清楚分辨血管及肿物影像,清楚显示后纵隔肿瘤与椎管的位置关系。其缺点是长时间扫描可产生移动性伪影,体内金属异物可令其影像信号减弱。

放射性核素检查 131I 甲状腺扫描有助诊断胸内甲状腺肿,但阳性率仅 30%左右。

(二)定性检查

影像学检查为定位检查,难于确定纵隔肿瘤的性质,多数纵隔肿瘤往往需要活检或手术切除后才能明确诊断。对于不能耐受手术或肿瘤已侵犯重要器官丧失手术时机的患者,可根据具体情况采用以下方法明确诊断。

经皮针吸细胞学检查或穿刺活检是简单有效的细胞学或组织学的诊断方法,但因取材成分较少,对纵隔肿瘤的诊断并不满意,尤其是前纵隔及中纵隔的肿瘤,多难以准确诊断。

纵隔镜检查适用于气管前、气管旁、左侧无名静脉及右主支气管拐角区肿块活检。肿物的位置可借助 CT 确定。上腔静脉压迫综合征时出血机会增加,应慎用。

胸腔镜检查对后纵隔肿瘤的诊断有帮助,活检时应先排除主动脉瘤。操作过程可

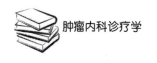

在局麻下进行,但有主张在双腔气管导管麻醉下施行,这样可使一侧肺组织萎陷,便于观察。遇意外情况可立即剖胸探查。

剖胸探查对经各种手段诊断困难的患者,因指导治疗需要可酌情采用"活检性探查"手术,但应尽量少用。

四、治疗

原发性纵隔肿瘤,无论良性恶性,一经发现,应尽早手术切除。可根据肿瘤的部位及大小选择手术入路,切口应能充分暴露肿瘤,避免误伤。术中估计肿瘤残余时,应及时用银夹标记,术后增加局部外照射或辅助化疗。

对于不能耐受手术或晚期丧失手术时机的患者应尽可能取得细胞学或组织学诊断,以便指导非手术治疗(放疗或化疗)的选用。

对临床不能排除纵隔恶性淋巴瘤又不能手术者,可试行诊断性化疗或放疗,肿瘤太大周围浸润严重的可先化疗,若化疗有效肿瘤缩小后,可采用放射性治疗。近来有使用电视下胸腔镜进行手术切除的报道,但只限于良性肿瘤病人及体积较小的肿瘤,巨大的纵隔肿瘤应以剖胸手术为主。

五、常见纵隔肿瘤

(一)前纵隔

1. 胸内甲状腺肿

胸内甲状腺肿大多为颈部甲状腺肿或腺瘤向胸骨后延伸,少数在迷走甲状腺基础上发生甲状腺肿瘤。临床上多无症状,肿瘤较大者可出现压迫现象引起刺激性咳嗽、呼吸困难等,这些症状往往在仰卧或头颈伸张时加重。压迫食管和上腔静脉可引起相应症状。大约10%的患者可有甲状腺功能亢进症状。

X线检查可见上纵隔轮廓清晰的圆形阴影,多有分叶状,单侧或向双侧突出。大部分患者可见气管受压现象,吞咽时肿块有上下移动现象。少数病例肿块中有钙化。131 I 扫描可表现为热结节(吸碘)或冷结节(不吸碘)或温结节(部分吸碘)。CT 检查可显示肿瘤的边界、质地(实性或囊性)及其与邻近组织的关系。

手术时从颈部领式切口一般可将胸内甲状腺肿从胸骨后提出。个别肿瘤较大者可将胸骨劈开,甚或将胸部切口向肿瘤巨大的一侧扩大。

2. 胸腺瘤

胸腺瘤绝大多数位于前纵隔,后纵隔或纵隔其他部位偶尔也可见胸腺瘤。临床上胸腺瘤多见于成年人,40~50岁是好发年龄,儿童少见。大多数患者无自觉症状,一般在常规胸部 X 线检查时发现。肿瘤较大压迫支气管时,可有咳嗽、胸痛、气促及声嘶。晚期患者可出现颈淋巴结肿大、上腔静脉压迫及胸腔积液。少数患者并发重症肌无力、红细胞增殖不良、低丙种球蛋白血症及综合征。

在胸部 X 线上,胸腺瘤多表现为圆形、边界清晰的影块,位于前纵隔内,大多偏于一侧,很少有居中者。影块可呈分叶状,约 10%～15% 有钙化点。同时伴有胸腔积液者多提示恶性胸腺瘤。

胸腺瘤有否外侵也是决定胸腺瘤预后的重要因素。胸腺瘤的扩散以局部浸润及淋巴道转移为主,肺转移并不少见。局部侵犯纵隔重要脏器是本病致死的主要原因,死于重症肌无力者亦有之。肝、脑、骨等远处转移虽不多见但有发生。

肿瘤局限在前纵隔者应以手术为首选治疗,有重症肌无力或肿瘤在中位者以胸骨正切口入路为好,肿瘤偏于一侧者可考虑胸后外侧或前外侧切口。有包膜侵犯多提示为恶性,应考虑术后放疗。

胸腺瘤伴重症肌无力(MG)的发生率为 4.3%～54%,有的未经治疗可以自愈,有的治愈后又可复发。MG 常见于青春期与年轻成人,女性多于男性,40 岁以上成人常伴胸腺瘤;母亲患 MG,则初生儿可有一过性肌无力,MG 患者比一般人患甲状腺疾病的机会大。

MG 的发病可逐渐发生,少见突发。重症肌无力主要累及颅神经分布肌群,毛病出在神经与肌肉连接的突触部,用抑制胆碱酶药物可以缓解。其表现为眼睑下垂、复视、四肢无力、易疲劳、吞咽困难,严重者可有呼吸困难,很少一部分患者症状可自行缓解或在清晨、休息后好转。MG 在临床上可分为 4 型:① 眼肌型,开始眼肌无力,尤其下午为甚。② 全身型,开始眼肌无力,而渐发展到全身。③ 暴发型,疾病进展急速,可于数月内死于危象。④ 重症型,疾病进展快,最后呼吸肌麻痹而死。

受累肌在连续使用后可出现疲劳和无力,这种特征有诊断价值。

MG 患者约半数以上有胸腺增生或胸腺瘤,伴胸腺瘤者约 10%～30%,胸腺瘤切除术治疗 MG 疗效不错,女性、年轻、病程短者更好,眼肌型也较好,暴发型最差。切除胸腺瘤有一定的手术病死率和术后并发症。若无胸腺瘤,经颈部切口切除胸腺,则手术较安全。

有 MG 的胸腺瘤应施行胸腺广泛切除术。所谓胸腺广泛切除是从下方及两侧解剖,将胸腺及所有附着的软组织一并切除,包括:胸膜心包反折,解剖无名静脉周围和围绕无名动脉、颈动脉的软组织,上达颈部胸腺上脚,侧方达膈神经及其周围软组织整块切除。颈部切口切除胸腺瘤有可能切除不全,残存胸腺有再发生胸腺瘤之虞。且可

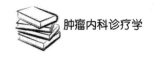

术后发生 MG。

近几年来有研究认为,虽然胸腺瘤对化疗不是很敏感,但仍建议对晚期胸腺瘤进行包括化疗在内的综合治疗。单药如阿霉素,铂类,异环磷酰胺及肾上腺皮质激素或联合使用带铂类或阿霉素的联合方案(如 PAV,CAV)等均有一定疗效。新药如长春瑞滨,紫杉醇等对难治性胸腺瘤也显露出一定前景。

3. 畸胎类肿瘤及囊肿

纵隔畸胎类肿瘤及囊肿亦为高发的纵隔肿瘤,与胸腺瘤、神经源性肿瘤的发病率相似,均为常见的纵隔肿瘤。大多数畸胎类肿瘤位于前纵隔近心包底部。临床及病理常将其分为表皮样囊肿(仅含表皮组织),皮样囊肿(包含皮肤及附件组织),畸胎瘤(兼有外、中、内三种胚层组织)。纵隔良性畸胎瘤呈圆形或椭圆形,分叶状,有完整的包膜;其中可有骨、软骨、支气管黏膜及腺体组织。约 10% 的纵隔畸胎瘤为恶性。大多数患者在 20~40 岁之间出现症状而就诊。常见的症状有胸闷、胸痛、咳嗽、气促及心悸等。X 线典型表现为前下纵隔向一侧生长的圆形或椭圆形阴影,有时呈分叶状;多数边缘清晰,常可见囊壁钙化或不规则骨骼影。CT 可清楚地显示肿瘤的轮廓、内容及其与周围组织的关系。

纵隔畸胎类肿瘤的治疗以外科手术为主。因为这类肿瘤恶变倾向较高,易发生继发感染,常压迫纵隔重要脏器;即使为良性囊性肿块,也易感染甚至溃破人肺形成支气管瘘及肺化脓症、脓胸或心包感染。因此,诊断为纵隔畸胎类肿瘤及囊肿者,均宜及早手术治疗。

(二)中纵隔

多为纵隔囊肿。心包囊肿多在心包附近,常见于心隔角区域,气管或支气管囊肿多在气管或主支气管旁,多见于支气管拐角区或隆突下。肠源性囊肿多位于心包之后、脊柱之前,儿童期可伴有脊柱畸形,有时囊肿可伸入椎管。纵隔囊肿多无症状,CT 检查不但可显示其部位及轮廓,还能辨别其密度及囊内液体。因其挤压邻近组织,甚至合并感染破裂、一经发现,仍应考虑手术切除。

(三)后纵隔

多为神经源性肿瘤。神经源性肿瘤是常见的纵隔肿瘤,可分为两大类,一是来自自主神经的肿瘤,如神经节细胞瘤,属良性;其恶性者为神经母细胞瘤及节神经母细胞瘤。另一个是起源于外周神经的肿瘤,良性者为神经鞘瘤及神经纤维瘤,恶性者为恶性神经鞘瘤及神经纤维肉瘤。几乎所有的纵隔神经源性肿瘤皆位于后纵隔脊柱旁沟内,仅少数起源于迷走神经者可位于前纵隔。

大多数患者无自觉症状,或偶感患侧胸痛,神经节细胞瘤患者可有同侧颈交感神经麻痹综合征表现。X 线片示单侧后纵隔边缘清晰、密度均匀、圆形或椭圆形阴影,侧位片上阴影常与椎体相重叠;部分病例可见肿块相邻的肋骨受压变形,肋间隙增宽或者椎间孔扩大,说明肿块呈慢性膨胀性生长。

纵隔神经源性肿瘤一经诊断,原则上应早期手术切除。此类肿瘤大都有完整的包膜,易于完整摘除。多数肿瘤与肋间神经或交感神经有联系,有时发现肿瘤有蒂伸入椎间孔,也有呈哑铃状,部分在椎管内,部分在椎管外。有椎管内伸延的病例,手术注意勿损伤脊髓。肿瘤位于胸前者应避免损伤胸1−2、交感神经而导致颈交感神经麻痹综合征。来源于迷走神经者要注意勿损伤喉返神经。

恶性胸膜间皮瘤治疗困难,属于疗效较差的不敏感肿瘤。因为局部治疗胸膜间皮瘤的疗效不尽如人意,且适合局部治疗的病例又少,本病虽以肿瘤侵犯为主,但仍存在远道转移,局部治疗常不能全面,希望通过加用化疗增加缓解机会,因此化疗自然成为恶性胸膜间皮瘤治疗中应用最多的治疗方法。

第三节　胸膜间皮瘤

胸膜间皮瘤(Pleural Mesothelioma)为胸膜原发性肿瘤,是来源于脏层、壁层、纵隔或横膈四部分胸膜的肿瘤。国外发病率高于国内,各为 0.07~0.11% 和 0.04%。死亡率占全世界所有肿瘤的 1% 以下。近年有明显上升趋势。50 岁以上多见,男女之比为2:1。70%~80% 的患者与石棉接触有关。目前,恶性型尚缺乏有效的治疗方法。

一、病因

恶性间皮瘤的病因学比较复杂,确切致病原因尚不完全清楚,恶性间皮瘤常见的致病因素为石棉,主要为闪石棉。70%~80% 的患者与石棉接触有关(50%~60% 为从事石棉职业、20% 为石棉相关性职业)。电镜分析几乎所有的肺组织以及间皮组织内可观察到石棉纤维,肺里最常见的石棉类型为温石棉与闪石棉的混合物,其次为闪石棉及温石棉;间皮组织中多数石棉类型为温石棉,其次为温石棉加闪石棉混合物及闪石棉。温石棉纤维能诱导人类恶性间皮瘤,在肺组织及间皮组织中可发现石棉纤维。

致病性石棉纤维细长、僵硬,吸入肺内形成含氧化铁的小体,不能被吞噬细胞消

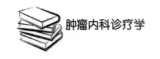

化,反可引起反应性多核吞噬细胞增生,多核吞噬细胞增生失控导致间皮细胞变异,最终发生癌变。一种新的理论认为,在间皮瘤细胞株中孤立的猿病毒(SV-40)样基因序列对胸膜间皮瘤有致癌作用。

国际间皮瘤协会(IMIG)TNM分期:

分期:受损情况。

T1a:肿瘤局限于同侧壁层胸膜,包括纵隔胸膜以及膈肌胸膜,脏层胸膜未受累。

T2b:肿瘤局限于同侧壁层胸膜,包括纵隔胸膜以及膈肌胸膜,脏层胸膜有散在病灶。

T2:同侧胸膜的所有这些部位均可见到肿瘤侵犯;脏层,壁层,纵隔,横膈;并至少有以下一项:①膈肌受侵;②脏层胸膜肿瘤彼此融合(含叶间裂)或脏层胸膜肿瘤直接侵犯到肺。

T3:局部进展但潜在可切除的肿瘤—同侧胸膜的所有这些部位均可见到肿瘤侵犯:脏层,壁层,纵隔,横膈;并至少有以下一项:①胸内筋膜受侵;②纵隔脂肪受侵;③伴有孤立、可完全切除的胸壁软组织病灶;④非透壁性心包受侵。

T4:局部进展,不可切除的肿瘤—同侧胸膜的所有这些部位均可见到肿瘤侵犯:脏层,壁层,纵隔,横膈;并至少有以下一项:①胸壁的弥漫多发病变,伴或不伴有直接的肋骨破坏;②肿瘤穿透膈肌侵犯到腹膜;③肿瘤直接侵犯对侧胸膜;④肿瘤直接侵犯到一个或多个纵隔器官;⑤肿瘤直接侵犯椎体;⑥肿瘤直接侵犯到脏层心包,伴或不伴有心包积液,或肿瘤侵犯心肌。

Nx:区域淋巴结无法评估。

N0:无区域淋巴结受侵。

N1:同侧肺门淋巴结受侵。

N2:隆凸下或同侧纵隔淋巴结受侵,包括同侧内乳淋巴结。

N3:对侧纵隔、对侧内乳、同侧或对侧锁骨上淋巴结受侵。

Mx:远处转移无法评估。

M0:无远处转移。

M1:伴有远处转移。

Ia期:T1aN0M0 Ib期 T1bN0M0 Ⅱ期 T2N0M0。

Ⅲ期:T3 N0-3 M0,T1-4N1-2M0 Ⅳ期 T4N0-3M0-1;T1-4N3M0-1;M1

二、分类

1.良性胸膜间皮瘤(局限型)

多呈局限性生长,故也称良性局限性胸膜间皮瘤。(1)瘤体常为有包膜的圆形肿块,基底部可较小,有蒂与胸膜相连,或广基性与胸膜相连。有的瘤体可呈分叶状,坚实。大多数瘤体较小,平均直径 1~3cm,也有直径达 12cm 以上者。(2)镜下瘤组织大多由梭形的成纤维细胞样瘤细胞组成,排列方式似纤维瘤。部分肿瘤在纤维样细胞内出现由上皮性瘤细胞形成的乳头状、腺管状或实体结构,称双向性间皮瘤。此瘤生长缓慢,易于手术切除。切除后极少复发,临床预后良好。

2.恶性胸膜间皮瘤(弥漫型)

为高度恶性肿瘤,肿瘤沿胸膜表面弥漫浸润扩展,故也称恶性弥漫性胸膜间皮瘤。此瘤多见于老年人,现已证明其发病与吸入石棉粉尘密切相关。典型病例表现为气急、胸痛和胸腔积液,胸腔积液常为血性。(1)肉眼观特征性的表现为胸膜弥漫性增厚呈多发性结节状,结节界限不清,灰白色,大小不等,孤立性结节肿块相当罕见。肿瘤常累及一侧胸膜的大部分,也可扩散到对侧胸膜、肺叶间、心包膜、胸壁、膈肌甚至肺组织,少数病例可延及腹膜。(2)病理分类:上皮型、纤维型、混合型;镜下组织学构象复杂,按肿瘤主要细胞成分的不同,将瘤细胞形成管状和乳头状结构者称为腺管乳头状型;由梭形细胞和胶原纤维构成者称肉瘤样型;上述两种成分混合构成者称为混合型(或双向型)。其中混合型和腺管乳头状型约占该瘤总数 70% 以上,又以混合型最多见。各型肿瘤细胞均有不同程度异型性,核分裂多少不等。恶性胸膜间皮瘤预后差,若能手术切除大部分肿瘤并配合放、化疗,患者可存活两年以上。

病理分型:MPM 在病理上主要分为:上皮型、肉瘤型、混合型。组织学类型是影响预后的因素之一,上皮型预后较非上皮型好,肉瘤型预后最差。

三、临床诊断

临床表现各异,大多数患者典型的症状为呼吸困难、胸痛及一侧胸腔积液。临床上易误诊为结核性胸膜炎、肺癌胸膜转移等。局限型恶性胸膜间皮瘤约 75% 的患者有症状,主要为胸痛、咳嗽、呼吸困难和发热,11% 的患者出现低血糖。32% 出现胸腔积液。弥漫型恶性胸膜间皮瘤则主要为顽固性较剧烈的胸痛、咳嗽、呼吸困难和体重下降。可有发热。60%~80% 的患者并发胸腔积液,反复发作,其中血性胸腔积液占3.4,多呈血性黏稠液,不易抽出,50%~60% 的患者有大量胸腔积液伴严重气短,右侧胸腔积液较左侧多见(约为 3:2),双侧胸腔积液不常见,呼吸困难多继发于胸腔积液之后。肿瘤直接侵犯食管、肋骨、椎体、神经和上腔静脉可引起吞咽困难、疼痛、脊髓压迫症、臂丛神经痛、Horner 征或上腔静脉综合征。部分患者中性粒细胞明显增高。

10%～20%的患者可有血小板增多症、血栓性静脉炎、弥漫性血管内凝血、肺栓塞及Coombs 阳性溶血性贫血等。约 10.2%患者有发热和出汗。3.2%患者以关节痛为主诉症状。

上皮型和混合型胸膜间皮瘤常伴有大量胸腔积液,纤维型通常只有少量或无胸腔积液。上皮型患者更多累及锁骨上或腋下淋巴结并伸延至心包,对侧胸膜和腹膜;纤维型多有远处转移和骨转移。无大量胸腔积液的患者常胸痛较剧烈,主要原因为病情进展侵犯胸壁肌肉和肋间神经,导致胸痛,呈进行性加重,多数伴有与呼吸运动无关的持续性胸痛,进一步加重呼吸困难,如果膈肌受累,胸痛可传导至上腹部及患侧肩部。体重减轻常见,提示病变发展迅速,生存时间短。

查体可发现胸廓变形,胸壁局部肿块。合并胸腔积液则一侧呼吸运动下降、肋间隙饱满或膨出。长期胸膜病变可引起收缩及受累侧胸腔活动受限,肋间隙变窄,肋骨呈瓦片样重叠。叩诊为浊音,听诊时可闻及摩擦音。如为少量或中量胸腔积液,导致一叶肺组织压缩,呼吸音减弱,如大量胸腔积液,导致整叶肺组织压缩,呼吸音消失。部分患者有杵状指、肥大性骨关节病或肺性骨病,胸壁压痛或局部隆起。如出现一侧上睑下垂、瞳孔缩小及无汗症,背部疼痛及一侧上肢感觉迟钝可考虑 Horner 综合征。

腹膜恶性间皮瘤临床表现为弥漫性腹痛、腹胀、呕吐、呼吸困难及体重下降。出现腹腔积液前,易被诊为腹膜假黏液瘤。部分患者开始为腹膜良性囊性间皮瘤,最终发展为恶性弥漫性间皮瘤,并累及腹壁、淋巴结及内脏。腹膜后恶性间皮瘤可出现间歇性高热,动态 CT 观察到腹膜后肿瘤,常被误诊为肾上腺肿瘤。睾丸鞘膜的恶性间皮瘤罕见,过去 30 年文献报道不超过 30 例,具有高度侵袭性生物学行为,通常发病年龄为 55～75 岁,临床表现为睾丸肿块,对放化疗的敏感性低,治疗主要为外科手术切除,未手术者中位生存时间为 23 个月,易被误诊为前列腺癌,易发生肝转移。出现体重下降,贫血的女性患者,超声检查可发现盆腔巨大肿块。原发心包间皮瘤非常罕见,临床表现为收缩性心包炎,预后极差,很难手术完全切除,目前尚无根治方法。恶性间皮瘤侵犯心脏,但很少侵犯心内腔,但有作者报道尸解发现左心房大的肿瘤栓子,死于心衰,病理确诊为恶性间皮瘤。

恶性间皮瘤可转移至中枢神经系统出现脊髓压迫综合征。

四、辅助检查

1. 胸液检查

50%为血性,较为黏稠,为渗出液,细胞总数和白细胞不多,含有由间质细胞分泌的透明质酸和黏液,可为链球菌透明质酸酶所液化,硫紫染色时有易染性,呈紫色。角肮出现和癌胚抗原或免疫过氧化酶染色缺如常提示恶性间皮瘤,一般恶性间皮瘤黏液胭脂红染色阴性,而转移性腺癌为强阳性。

比重为 1.020~1.028。Rivalta 试验阳性,细胞学检查多数查不到恶性细胞瘤细胞,但看可见大量间皮细胞,间皮细胞在 5% 以上可疑为恶性间皮瘤。胸腔积液透明质酸酶常增高,高于 0.8ug/ml 有诊断意义。

胸腔积液细胞学阳性率达 21%~36.7%,若应用免疫组化法和电镜检查确诊率可达 84%。;胸膜活检阳性率达 6%~38%,胸腔积液铁蛋白大于 500mg/dl 时应怀疑恶性。积液检查 CEA、EMA 和 B72.3,EMA 在恶性胸腔积液中阳性率达 73%,B72.3 在乳腺腺癌、肺腺癌、卵巢腺癌积液中均呈阳性反应,与上述抗体联合应用有助于间皮瘤的诊断。部分患者有非炎症性白细胞极度增高和胸、腹腔积液中 G-CSF 水平明显增高

2. 胸腔镜检查

是诊断胸膜间皮瘤最好的方法之一,可见到胸膜表面呈广泛膜状、散在粟粒状或结节状肿瘤,是早期诊断恶性间皮瘤的最有效方法,大约 90% 的恶性间皮瘤通过胸腹腔镜诊断,胸腹腔镜可窥视整个胸腹腔,直观了解胸腹膜、肺表面以及心包病变的形态、分布和累及的范围和程度,而且能在直视下精确选择活检部位,阳性率高达 91%~100%。腔镜检查有助于精确分期或手术切除方式,也可鉴别恶性间皮瘤和胸腹膜转移瘤,取代诊断性剖胸活检,为选择治疗方案提供依据,腔镜检查对恶性间皮瘤的诊断率高。

纤维支气管镜胸腔检查,可环视肺尖、肺底和肺根部的纵隔胸膜。

3. 穿刺活检

胸膜穿刺活检组织细胞学检查是确诊胸膜间皮瘤的可靠方法之一,穿刺胸膜活检的阳性率 80%~90%。B 超引导法较 X 线和 CT 引导法更安全、简便和准确,可作为引导胸膜穿刺活检的首选方法。对于较小的胸膜膜肿块或局限性胸膜膜增厚,对于局限性小量积液,胸腔穿刺不能明确病因,大量胸腔积液胸腔穿刺不能定性者,可应用细针胸膜针吸活检。胸膜穿刺活检可并发气胸(发生率为 9.5%),高度肺气肿和心肺功能代偿不全禁忌进行胸膜穿刺活检。

4. 病理及实验室检查

恶性间皮瘤往往是沿浆膜表面生长,如胸壁、胸膜、心包膜、叶间裂、横膈膜、腹膜及睾丸鞘膜等,其特征为局部生长,侵犯周围的组织和器官。20% 侵及胸部淋巴结,出

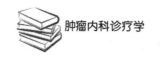

现局部淋巴结转移,提示预后差,尸检证实约有 70%的患者有局部淋巴结转移。晚期 1.3~1.2 的患者血行转移到对侧肺、肝脏、肾脏、肾上腺、骨及中枢神经系统如硬膜外及脑等。心包的恶性间皮瘤为非典型的间皮实体增长,形成非典型的腔,被纤维性的基质包绕。

Kristen ras(K-ras)基因突变提示人类肺癌的发病机制,恶性胸腔积液经常为肺癌的并发症。通过 PCR 技术发现部分肺癌患者胸腔积液中的 K-ras 基因突变,提示恶性胸腔积液来源于肺癌。而胸膜间皮瘤患者为阴性。

Wilms 易感基因 1 蛋白被用于鉴别诊断胸膜肿瘤组织是间皮瘤还是腺癌,间皮瘤患者 Wilms 易感基因 1 蛋白为阳性,如阳性可能为胸膜间皮瘤。

5. 电镜检查

间皮瘤表面及瘤细胞内腔面的微绒毛细而长,有分支,无微绒毛的小根和片装体,胞质内丰富的张力微丝及糖原颗粒,有双层或断续的基底膜,瘤细胞间有较多的桥粒为弥漫性胸膜间皮瘤的超微结构特征。微绒毛、中间丝和细胞质内新腔称为间皮瘤的特征表现。腺癌细胞绒毛短而粗,无分支,胞浆内有分泌颗粒,细胞外腺腔形成为腺癌特征,有黏蛋白颗粒、髓磷脂象、微绒毛的小根大量纤毛、和微绒毛多糖蛋白质复合物。

6. 组织化学检查

肺腺癌分泌中性黏蛋白,PAS-D 染色阳性,阳性率为 50%~60%。间皮瘤分泌透明质酸,可被奥辛蓝或胶质铁染色,阳性率为 30%~50%。腺癌呈阳性反应罕见,组织化学染色在弥漫性胸膜间皮瘤与肺腺癌鉴别诊断中有一定帮助。

7. 免疫组织化学检查

是恶性间皮瘤鉴别诊断中最常用的辅助诊断方法。免疫组化标记抗体包括抗细胞角蛋白(keratin),癌胚抗原(CEA),波形蛋白(vimentin)和上皮细胞膜抗原(EMA)。keratin、vimentin 和 CEA 对鉴别恶性间皮瘤与原发性肺腺癌有一定的实用价值。其中 CK,EMA,Rer-EP4,Vimentin 及 CEA 一组抗体应用较广泛。恶性间皮瘤的特异性抗体有 mesothelial cell(HBME1), thrombomodulin(TM), calretinin, cytokeratin5.6, 及 CD44H 等,因为他们对恶性间皮瘤有免疫活性,对腺癌的免疫活性非常低,HBME1 阳性率可达 89%,TM 阳性率可达 67%,HBME-1 及 TM 可鉴别腺癌和恶性间皮瘤。

癌标记的特异性抗体包括 CEA,Leu-M1,CA-125 及 Ber-EP4。CEA 阳性对腺癌有 100%的特殊性和敏感性,由于 CEA 检验常有假阴性,故最好选用两种肿瘤标志,一般使用 CEA 和 B72.3。CEA 和 B72.3 作为区分两者最好的两种标记物,两项同时阳性对腺癌的特异性为 100%,敏感性为 88%;两项同时阴性对间皮瘤的特异性为 99%,

敏感性为 97%。CEA、B72.3 和 Leu-M1 联合应用可使 74% 的病例得到明确诊断。CEA、Leu-M1、B72.3 和 Ber-EP4 一起应用可使 90% 以上的间皮瘤和腺癌得到明确诊断。CEA, Bg8 和 Ber-EP4 为区分上皮型间皮瘤与腺癌的最佳标志物,三者组合,顺序应用,几乎可将所有的间皮瘤与腺癌正确区分开来。有时,CA19-9 作为免疫组化标记,腺癌阳性率可达 49%,用于腺癌与恶性间皮瘤的鉴别,如 CA19-9 阳性,诊断恶性间皮瘤则不太可能。

8. 影像学检查

恶性间皮瘤影像学表现特殊,恶性胸膜间皮瘤占绝大多数,胸膜增厚、胸膜肿块和胸腔积液为其三大特征。

局限型恶性胸膜间皮瘤可见带蒂肿物,伴有胸壁软组织侵犯或肋骨破坏,或破坏附近组织。弥漫型恶性胸膜间皮瘤,早期表现为较局限的胸膜增厚,常起自横膈处壁层胸膜,向上蔓延沿胸壁内缘可出现一系列高低不平的连续的结节状影,以胸膜为基底的不规则性胸膜结节或肿块,并伴有胸膜腔积液、胸膜增厚,晚期出现广泛胸膜增厚、邻近软组织和器官受侵犯或肿块病变包绕患侧肺组织。肿瘤穿过膈肌向上腹部或腹膜后延伸,可视为恶性胸膜间皮瘤较具特征性的表现。部分病变邻近肋骨,胸膜增厚一般不伴有肋间隙狭窄,反可有增宽。

X 线:透视与胸片难以显示小病灶,有时仅可显示胸腔积液,病变较大时可以显示突入肺野的结节影,呼吸时随肋骨运动,而肺内肿块呼吸时随膈肌上下运动。

CT 可发现胸膜上较小的病灶,或广泛胸膜增厚、胸膜结节或肿块,肿瘤侵犯邻近软组织或器官,或穿过膈脚延伸至上腹部或腹膜后。正确的临床分期对选择治疗方式有非常重要的意义。也可在 CT 引导下进行穿刺活检。弥漫型恶性胸膜间皮瘤的典型表现为广泛的显著的不规则胸膜增厚、有单发或多发结节状或新月形的不规则肿块,或表现为环状胸膜增厚,包绕肺组织。肿块面与胸壁呈钝角,并可延伸进入叶间隙、纵隔,造成胸壁破坏或横膈下蔓延。伴不同程度胸腔积液,可有纵隔固定,胸廓缩小及继发转移等征象。

MRI 表现为胸膜增厚、结节或肿块,病变延续到纵隔、膈胸膜或叶间裂,累及一侧大部分胸腔,肿瘤包绕肺组织,使患侧胸腔缩小,同时伴有不同程度的胸腔积液。MRI能充分显示被胸腔积液掩盖的胸膜增厚、结节或肿块,确定其侵犯范围和程度,了解肿瘤同心脏大血管间的关系。

B 超操作简便、安全、经济,能准确引导穿刺胸腹膜活检,了解胸腹腔积液的范围、是否为包裹性积液胸,并进行腔腹积液定位,可发现弥漫性胸腹膜增厚,大小不等的胸

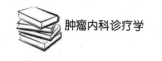

腹膜结节或肿块。

PET 检查 FDG-PET 图像能极好的显示代谢活跃的肿瘤的位置。在高危人群中，FDG-PET 图像可鉴别恶性间皮瘤及病变范围，有利于治疗方法的选择。18F-FDG-PET 可鉴别良、恶性间胸膜皮瘤，准确评价未切除患者化疗后的疗效，精确度比 CT 更客观。

五、诊断

本病的诊断主要依靠胸腹腔积液检查、胸、腹膜活检、外科镜检、免疫组织化学和电镜技术，并与其他肿瘤如腺癌进行鉴别诊断。

六、鉴别诊断

良、恶性胸膜间皮瘤的鉴别，恶性胸膜病变的征象如环绕性或结节状胸膜的增厚厚度大于 1cm，CT 有瘤样胸膜增厚，累及纵隔胸膜或纵隔淋巴结肿大。胸膜间皮瘤与胸膜转移瘤相鉴别诊断，如连续的呈驼峰样大结节阴影提示为弥漫型恶性胸膜间皮瘤，两侧性胸膜受累及胸膜面上各自分离的多个小结节状阴影以转移瘤可能性大。转移瘤先侵及脏层胸膜，瘤细胞脱落于胸膜腔在膈胸膜或肋胸膜上生长，而弥漫型胸膜间皮瘤先发生于壁层胸膜。

较大时与肺内病变鉴别，如肺肉瘤。与其他胸膜病变及肺外病变鉴别，淋巴瘤、转移瘤较难区别，胸膜结核鉴别。①胸膜来源的肿块需与肺内肿块蔓延至胸壁相鉴别：肿块体积小时，与胸壁夹角为钝角，而肺内肿块一般与胸膜夹角为锐角。个别肿瘤突向胸内部分同时向下生长，体积较大，占据胸腔的全部或大部分时，难以与肺内肿瘤相鉴别。另外一个重要鉴别点是胸膜来源的肿块由于推压脏层胸膜，一般边界清楚无毛刺征，而肺内肿块一般边界不清，可见毛刺征。②胸膜肿瘤或肿瘤样病变的鉴别诊断：常见的发生于的肿瘤或肿瘤样病变包括胸膜转移瘤、恶性胸膜间皮瘤、胸膜结核。恶性胸膜间皮瘤和胸膜转移瘤均可表现为胸膜孤立性或多发性肿块，胸膜不规则增厚，增强扫描肿块强化，常合并胸腔积液。两者区别在于前者单侧多见，患侧胸廓体积缩小伴纵隔固定，可见石棉肺改变，较少出现肺内转移及肋骨破坏；从发病率来讲，胸膜转移瘤远比前者多见，常合并肋骨破坏、肺内转移灶。

七、治疗

MPM 属高度恶性肿瘤，任何单一的治疗都不能完全根治。外科也只有参与到综合治疗中才能使患者受益。手术的主要任务是切除肉眼可见的肿瘤，争取达到完整切除,为后续治疗创造条件。

MPM 外科治疗的手术主要包括:①具有潜在根治效果手术:如胸膜外全肺切除术(extrapleural pneumonectomy, EPP);②减瘤手术:如胸膜切/剥除术(pleurectomy/decortications, P/D)或 EPP;③减状手术:胸膜固定术、部分胸膜切/剥除术。

EPP 是一种侵袭性较强的手术。仅有约 24% 的 MPM 外科患者可行 EPP 手术。一般需整块切除壁层胸膜、肺组织、心包膜、半侧隔膜、纵隔胸膜并行纵隔淋巴结清扫,重建膈肌。该手术能够完整切除肿瘤清扫纵隔淋巴结有潜在根治效果;手术切除半侧肺组织有利于术后辅助放疗并控制局部复发。但是,手术对人体生理功能影响大,术后并发症高。单行 EPP 患者中位生存时间 9~19 月,早期患者联合辅助治疗后可达 33.8 月,目前在大型医学中心此手术死亡率约 5%,手术严重并发症率约 25%,包括心律失常(房颤更常见)、支气管胸膜痰、脓胸、声带麻痹、乳糜胸、和呼吸功能不全等。

P/D:为开胸切除壁层胸膜,包括纵隔胸膜、心包膜、隔膜或部分膈肌、剥除患肺脏层胸膜。相比 EPP 而言,该术式因保留肺组织,对生理功能的影响明显减轻,患者易于耐受。术后症状明显缓解,但可能有肿瘤残留,膈肌功能损伤或缺失,术后肺持续漏气,且保留肺组织明显限制了术后放疗的应用。有报道术后肿瘤残留率高达 80%,死亡率约 1%~2%。P/D 虽不是一种根治性手术,但 Nakas 等认为术中若完全切除肉眼肿瘤且切缘病理阴性即可达根治目的,对不能耐受 EPP 患者可行 P/D,疗效较单纯减瘤术更佳。术后肺持续漏气较其他并发症常见。

减状手术:包括滑石粉胸膜固定术、VATS 下胸膜部分切除术。减状手术多针对晚期胸痛、呼吸困难等症状明显的患者。向胸膜腔内注入滑石粉可以造成胸膜腔闭锁,从而缓解因胸腔积液引起的呼吸困难。Nakas 报道:VATS 下 P/D 术后分别有 58% 和 83% 的患者胸痛、呼吸困难症状得到缓解,故适用于晚期、一般情况差、年老及有多种并发症不能耐受开胸术患者的减状治疗。正在进行的 Meso-V ATS 试验将对滑石粉胸膜固定和 VATS 下 P/D 术后患者生活质量和生存率对比评估,其结果有助于完善晚期患者的外科治疗策略。

放射治疗:与其他实体肿瘤治疗不一样,MPM 单独外科治疗后局部复发率很高,有报道 P/D 术后即使辅以化疗复发率仍高达 80%。由于胸膜间皮瘤细胞对放射线较敏感。Rusch VW 对 57 例患者术后行高剂量胸外常规照射(54GY),Ⅰ、Ⅱ期患者平均中位生存期为 33.8 月,Ⅲ、Ⅳ期则为 10 月;2 例局部复发,30 例远处转移,5 例局部复发合并远处转移,但有 1 例患者死于放疗后食管瘘。Rice 等在 EPP 术后运用调强适形放疗(intensity modulated radiation therapy, IMRT)治疗 63 位患者,中位生存期 14

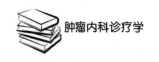

月,局部复发率13%,仅5%发生于照射野内。故术后放疗可使患者获益,但晚期患者治疗后远处复发率增加。同时,如何控制放射剂量及保护放射野正常组织,仍需进一步解决。

术后伤口种植转移也较常见。Boutin等认为术后预防性放疗可明显减少局部种植。但,Rourke进行的随机对比研究却未能证实上述观点,在照射组和最佳支持治疗组均发生种植转移,两组转移率没有明显差别(P=0.748)。

化学治疗:恶性胸膜间皮瘤对化疗欠敏感。术后运用化疗的目的是提高患者生存率和生活质量,同时缓解系统症状。Berghmans等荟萃分1955—2001年共2320例患者的83篇临床研究报道,结果表明,顺铂是最有效的单药。2003年Vogelzang报道培美曲塞联合顺铂对初治MPM的Ⅲ期临床试验,其治疗有效率高达41.6%,此项研究具有里程碑意义。随后研究显示吉西他滨+顺铂、雷替曲塞+顺铂对MPM治疗也有较好的反应率利用上述方案进行综合治疗的报道均显示能延长患者生存。目前培美曲塞+顺铂是MPM的标准一线化疗方案。在新辅助化疗方面,Weder等报道利用吉西他滨+顺铂作为新辅助化疗方案的前瞻性研究,其后行EPP术,结果显示患者中位生存期达到23个月。Flore等对21名Ⅲ、Ⅳ期患者行新辅助化疗,19名用吉西他滨/顺铂方案术前化疗4周期,诱导治疗反应率为26%,8例行EPP,术后行EBRT(Gy54)放疗。总中位生存期为19月,EPP手术组与非手术组患者的中位生存期分别为33.5月及9.7月(P=0.01)。显示新辅助化疗治疗可行,并能筛选出那些能从手术中获益的晚期患者。

其他治疗方法包括靶向药物治疗、光动力治疗、腔内化疗、免疫疗法以及生物基因疗法都尚处于研究阶段,其前景及临床可行性有待进一步验证。

(一)恶性胸膜间皮瘤的外科治疗原则

恶性胸膜间皮瘤的外科治可分为根治手术切除和姑息减状手术。

1. 姑息减状手术

包括胸腔闭式引流术,胸膜固定术,胸膜切除术等。此类手术创伤小,适应证较广,主要为反复难治的胸腔积液;禁忌证外患者全身状况不能承受此类手术者。

2. 根治手术切除

外科手术是目前唯一可能获得根治性治疗的手段,但是外科手术创伤大、并发症率高,标准的根治术常包括患侧胸膜、全肺、心包及膈肌切除,即通常所说的3P手术,而且术后长期生存率低,只有少部患者从中获益。所以对于恶性胸膜间皮瘤根治手术还没有统一的适应证,下面是相对较为接受手术适应征和禁忌证。

（1）适应证：

① 病变集中一侧胸腔，无远处转移，或者是局限性恶性胸膜间皮瘤（弥漫性恶性胸膜间皮瘤的局限期）。

② 患者相对年轻，能承受手术创伤，预期术后能接受辅助治疗和较好的生活质量。

③ 患者伴有难以忍受的胸部疼痛，或反复难以控制的胸腔积液而其他治疗无效。

（2）禁忌证：以上其中（1）和（2）的相反情况为绝对手术禁忌证。

（二）恶性胸膜间皮瘤内科治疗

单药治疗恶性胸膜间皮瘤的有效率约6%~38%，传统药物有米托蒽醌，蒽环类抗生素，铂类，异环磷酰胺，大剂量氨甲蝶呤等，其中疗效最好的是抗代谢药物。近年来新药物如健择，培美曲塞，雷替曲塞等的研究和应用使疗效有一定提高。尤其多靶点抗叶酸药物培美曲塞和顺铂联合方案的缓解率达到45%，中位生存时间达到13.3个月。同样，雷替曲塞和奥沙利铂联合应用也提示有一定疗效。健择单药或与顺铂联合可减轻肿瘤负荷引起的症状。

常用化疗方案：顺铂单药，吉西他滨+顺铂，培美曲塞+顺铂。

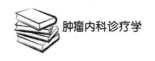

第四章　消化系统肿瘤

第一节　食管癌

一、流行资料

食管癌是国内外常见的一种消化道癌症,据世界卫生组织与我国公布的肿瘤调查统计资料,全世界每年约 30 万人死于食管癌,其中约一半在中国。1990 年来我国食管癌有下降趋势,其中城市下降较为明显。食管癌的流行病学有以下特点:第一,不同国家和地区发病率不同,存在高发区;第二,性别不同,一般地区男性发病率高于女性;第三,随年龄增加而发病率增加;第四,存在遗传因素。第五,不同种族之间发病率存在很大差异;第六,生活在食管癌高发区的鸡和其他动物食管癌发病率亦高,这提示生活环境致癌因素的重要作用。

食管癌的病因学与发病学研究结果为化学预防提供了科学基础,我国早在 20 世纪 70 年代已开始应用中草药和维生素治疗食管癌前病变、阻断癌变的人群预防试验研究。从 1980 年代开始,先后同国际癌症研究中心(IARC)和美国国立癌症研究所合作,在高发区开展了复合维生素和微量元素的人群营养干预试验研究,其预防效果不够理想,仅发现核黄素和烟酸组可降低食管癌死亡率 15%。我国应用中草药抗癌乙丸、粗制核黄素、维胺脂的人群干预试验研究取得了明显降低发病率的预防效果。全国食管癌防治研究现场林州市开展了病因学预防、化学预防和"三早"相结合的综合性预防试验研究,经过 40 年的实践,目前已取得了降低发病率和死亡率的效果。

二、病因

食管癌可能是环境中多种因素共同作用引起的肿瘤。但是,有些可能是主要病因,有些只是一种促发因素。食管癌的病因及促发因素:

（一）亚硝胺类化合物

近 30 种亚硝胺能诱发动物的食管癌或前胃癌。甲基苄基亚硝胺可作用于食管上皮 DNA ，并激活其癌基因；该亚硝胺诱发了人胎儿食管上皮鳞状细胞癌；在发霉食物中分离出一种新的亚硝胺，N-3-甲基丁基-N-1-甲基丙酮基亚硝胺，后者具有致突变性和致癌性。亚硝胺最可能是我国食管癌的主要病因之一。

（二）霉菌

真菌用自然发霉的食物诱发了大鼠食管癌；高发区粮食中污染的优势菌互隔交链抱霉产生的毒素交链孢酚（AOH）、交链孢酚单甲醚（AME）和串珠镰刀菌产生的毒素镰刀菌素 C 都具有诱变性和致癌性；这些毒素能与食管上皮 DNA 结合，激活其癌基因；AOH 和镰刀菌素 C 分别诱发了人胎儿食管上皮和大鼠食管上皮鳞状细胞癌；高发区粮食和人大便、尿液中 AOH 和 AME 的检出率和含量均高于低发区相应样品；有关霉菌还能促进亚硝胺的形成。这些霉菌可能也是我国食管癌的重要病因之一。

（三）饮食习惯

饮酒、吸烟、食用热、硬食物与食管癌的发生有关。

（四）营养不足

如维生素缺乏、食品质量不足、缺钼、缺锌等可能是食管癌的促发因素。

（五）食管慢性炎症

（六）遗传易感性

（七）环境因素

三、分子生物学基础

肿瘤是由于癌基因的激活或抑癌基因的失活而引起局部细胞无限增殖所引起。随着分子生物学的发展，食管癌的分子生物学研究取得了不少进展。

（1）食管癌癌基因通过对食管癌组织和癌旁上皮组织的 DNA 进行分析，发现 EG-Fr、cymc 基因、int-2 基因、CyclinD、HER-1，这些基因的过度表达和扩增与食管癌的发生有关。

（2）食管癌组织中的抑癌基因 Rb 基因、P53 基因、Pl6 基因在食管癌组织中完全或部分丢失。

（3）凋亡细胞凋亡是指细胞内由基因调控的死亡程序活化而致的细胞死亡，又称为程序性死亡。近年来，凋亡在肿瘤发生发展的意义已引起广泛重视。如果肿瘤细胞凋亡速度加快，致使大量肿瘤细胞坏死，则肿瘤可逐渐减小或消失。因此，通过诱导肿瘤细胞凋亡，达到治疗肿瘤目的的基因治疗，已引起人们的关注。

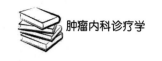

凋亡受多种基因调控,研究最多的是bc1-2和fas基因。其中bc1-2可抑制细胞凋亡,而fas基因则可诱导并促进细胞的凋亡。

(4)微血管生成与肿瘤发生发展的关系肿瘤的发展与间质的微血管数量密切相关,大量微血管的生成是恶性实体瘤生长和转移的必要条件之一。近年来,大量的研究表明,肿瘤间质的微血管密度(MVD)与肿瘤的生物学行为密切相关,并可作为肿瘤预后判断的指标之一。采取阻断肿瘤微血管生成的基因治疗亦在研究中。

肿瘤微血管密度的标记物很多,最常用的是CD34及VEGF。

(5)人乳头瘤病毒(HPV)感染与食管癌近年的研究发现,HPV感染与食管癌发生有关,是食管癌发生的因素之一。HPV的亚型很多,其中可使正常上皮发生癌变的亚型是HPV16,HPV18及HPV16／18。

四、病理类型

(一)食管癌的病理类型

早期癌:隐伏型、糜烂型、斑块型、乳头型。

中晚期癌:髓质型、覃伞型、溃疡型、缩窄型、腔内型。

(二)食管癌的组织类型

鳞状细胞癌:我国最多,占90%。

腺癌(包括腺棘癌):我国占7%左右(3.8%～8.8%），Barrett食管是食管腺癌的癌前病变,与普通人相比,其发生食管腺癌的危险增加30～129倍。欧美国家食管腺癌的发病率占全部食管癌的30%左右,年递增率达4%～10%。

小细胞未分化癌:国内占0.18%,国外占2.4%。

癌肉瘤:是一种同时含有上皮与间叶组织来源的恶性肿瘤,癌组织多为鳞癌,肉瘤成分多为梭样细胞。

(三)食管癌的扩散与转移

(1)直接扩散。

(2)淋巴转移。

(3)血源性转移。

(四)食管的癌前疾病与癌前病变

食管的癌前疾病:贲门痉挛症、食管裂孔疝、食管憩室、食管息肉与乳头状瘤。

食管的癌前病变:Barrett食管、食管上皮增生、食管赫膜炎症。

五、临床表现

食管癌主要临床症状,是随着癌灶的发展而进行性加重。

1. 早期症状

(1)吞咽食物哽噎感,偶尔出现而不影响进食。

(2)胸骨后或上腹部疼痛不适,多伴有咽下痛。

(3)食管内异物感,多为吐不出,咽不下的不适感。

(4)咽喉部干燥与紧缩感。

(5)食物通过缓慢并有滞留感。

2. 中、晚期食管癌的症状

(1)进行性吞咽困难:是最常见最典型的症状,代表着食管腔的狭窄梗阻程度。

(2)呕吐黏液。

(3)胸背或咽下疼痛。

(4)转移性症状和体征:① 颈部肿块;② 声音嘶哑;③ 压迫症状:压迫颈交感神经,压迫气管、支气管,侵犯隔神经,侵犯迷走神经压迫上腔静脉,侵犯胸膜、脊柱,累及臂丛神经等;④ 转移至肝、肺、脑等引起的相应症状。

(5)食管出血。

(6)食管穿孔:食管—气管或支气管屡,食管—主动脉、食管—肺、食管—纵隔痊等。

六、诊断

(一)细胞学检查

用拉网细胞学检查采取脱落细胞标本直接涂片,是诊断早期食管癌的可靠方一,其诊断阳性率可达80%以上,目前主要用来对食管癌高危人群进行筛选和普查。

(二)食管内镜检查

1. 食管内镜检查的适应证

(1)具有咽下食物哽噎感、胸骨后疼痛或咽下疼、食管内异物感、食物通过缓慢或停滞感、剑突下疼痛、咽部干燥或紧缩感等早期食管癌症状,或有吞咽困难症状者。

(2)具有上述有关症状,食管 X 线造影检查可疑或阴性。

(3)食管 X 线造影检查发现异常,需进一步明确病变性质。

(4)食管脱落细胞学检查阳性,但部位不明确。

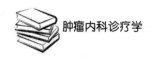

（5）食管癌手术治疗后病人的定期复查，或手术治疗的病人近期出现有关临床症状，需排除癌复发者。

（6）食管癌放射治疗或化学药物治疗后疗效评价。

（7）对伴有食管上皮不典型增生的中、重度食管炎高危人群，或患有贲门失弛缓症、食管裂孔疝、食管憩室、食管息肉、乳头状瘤及 Barrett 食管等食管癌前疾病患者的定期随访检查。

（8）食管癌的内镜治疗，包括食管癌狭窄的扩张和内套管留置（Prosthesis）、内镜激光治疗、微波治疗、局部注射抗癌药物等。

2. 食管黏膜染色法

近年来，国内外较广泛地应用色素内镜（chromoendoscopy）诊断食管表浅癌。常用的方法有卢戈尔（Lugol）液染色法、甲苯胺蓝染色法和甲苯胺蓝-Lugol 液双重染色法。由于甲苯胺蓝使癌变区着蓝色，Lugol 液使正常食管黏膜呈棕褐色，而癌灶呈非染色区，两者合用，相互衬托，能更清楚地显示癌灶及浸润范围。

3. 食管癌的超声内镜检查

食管扇形扫描超声内镜检查主要应用目的是判断食管癌的浸润深度和外科手术切除的可能性。同时，可以确诊食管黏膜下肿瘤。由于超声内镜较粗且视野角度较窄，宜先用普通内镜检查，确定病变部位及范围后再作超声内镜检查。两种检查可以连续进行，一次完成。扫描均应用水囊法。近年来，微型超声探头（ultrasonic Probe，USP）已在临床应用。食管癌的内镜超声图像表现为管壁增厚、层次紊乱、中断及分界消失的不规则低回声。超声内镜检查对原发肿瘤（T1－T4）的分期精确性可达 80%～90%，可以比较客观地判断肿瘤的浸润深度，其准确率为 70%～87%。超声内镜检查对癌周是否有肿大淋巴结的诊断准确率可达 80%～90%。超声内镜检查还能较好地判断肿瘤有无外侵。此外，超声内镜检查还能确诊食管黏膜下肿瘤。最常见的是食管平滑肌瘤。EUS 和 CT 在研究食管癌分期中可以互补。

4. 早期食管癌的内镜分型和组织学分型

内镜检查所见早期食管癌的主要特征是黏膜局限性充血、浅表糜烂、粗糙不平等黏膜浅表性病变。浅表糜烂最常见，占 45% 以上。我国学者以病理学为基础，根据内镜检查所见的形态特征，把早期食管癌分成充血型、糜烂型、斑块型和乳头型 4 型。1990 年日本食管疾病学会（JSED）把食管癌分为表浅型和进展型两类。把表浅型癌（0 型）分成表浅隆起型（0～Ⅰ型）、表浅平坦型（0～Ⅱ型）和表浅凹陷型（0～Ⅲ型）3 型。表浅平坦型又分为轻度隆起型（0～Ⅱa 型）、平坦型（0～Ⅱb 型）和轻度凹陷型（0

~ Ⅱe 型)3 个亚型。病理组织学检查我国把早期食管癌分成上皮内癌(ep 癌)、黏膜内癌(mm 癌)和黏膜下癌(sm 癌)3 类。日本进一步把 mm 癌和 Sm 癌细分为 3 个亚型。

5. 内镜检查

可判断食管表浅癌的浸润深度。

6. Barrett 食管

Barrett 食管(Barrett,5 esophagus,BE)是食管下段复层鳞状上皮被化生性柱状上皮取代的病理现象。Barrett 食管有 3 种组织学类型:

(1)胃底上皮型(有主细胞和壁细胞)。

(2)交界型(类似贲门黏液腺)。

(3)肠化柱状上皮型(其特征为腺上皮表面有细小绒毛、勃液腺与小肠型杯状细胞)。

(三)食管癌的影像学检查

1. 食管 X 线检查

(1)X 线征象:

①食管黏膜皱襞增粗、中断、紊乱以至消失。

②龛影形成。

③管腔充盈缺损及狭窄改变。

④管腔僵硬、食管舒张度及蠕动度降低以至消失。

⑤软组织肿块致密阴影。

⑥钡剂通过减慢或排空障碍。

(2)X 线表现:

早期癌:① 表现:黏膜皱襞增粗、中断及迂曲,小的龛影,小的充盈缺损;② 分型:糜烂型、斑块型、乳头型、平坦型。

中晚期 X 线分型:髓质型、覃伞型、溃疡型、缩窄型。

2. CT 检查

CT 检查在食管癌的 TNM 分期上成为必要的最常用的非侵入性的手段。

(1)食管癌 CT 表现:食管癌 CT 检查对象主要是中、晚期食管癌病人。食管癌显示为管壁的环行增厚,或偏心的不规则增厚,或呈现整个肿瘤团块。由于食管无浆膜层,外层结缔组织与周围组织直接相连,癌瘤很容易侵及邻近脏器。CT 主要显示肿瘤的食管腔外部分,显示肿瘤与周围组织、邻近器官的关系。肿瘤可以压迫、推移气管或

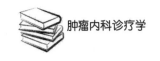

主支气管,甚而突入气管腔内。肿瘤也可以侵及包绕主动脉。当肿瘤与周围脏器分界不清时,应高度考虑浸润发生。CT 还可显示有无淋巴结转移,以利于对食管癌进行分期。

(2)食管癌 CT 分期:

Ⅰ期:癌瘤限于食管腔内,管壁不增厚,无纵隔内蔓延或转移。

Ⅱ期:食管壁增厚超过 5mm,未向外浸润。

Ⅲ期:癌瘤直接浸润周围组织,并有局部纵隔淋巴结转移,无远处转移。

Ⅳ期:癌瘤有远处转移。

CT 扫描不能可靠地描绘出食管的层面,因此,对区分 T1、T2、T3 中用处不大,可与 EUS 检查互补。

(3)MRI:因有三维成像及多平面成像的特点,故能清楚地显示癌瘤是否侵及周围的气管、支气管、心包及主动脉等,显示纵隔淋巴结有否肿大转移,易于对食管癌的分期。

七、治疗原则

0 期(Tis)和 Ⅰ期(T1N0M0)首选手术或内镜下局部给药和(或)激光治疗,术后免疫治疗,除分化差者外,不需化疗。

Ⅱ期(T2-3N0M0,T1-2N1M0)首选手术,可术前术后化疗及生物治疗。

Ⅲ期(T3N1M0,T4 任何 M):① 术前术后化疗及生物治疗。② 术前术后放疗。③ 术前化一放疗,术后化疗及生物治疗。④ 化疗一放疗同时或序贯应用。

Ⅳ期(任何 T,任何 NM1)不宜手术切除,多应用化疗而后放疗,或化疗一放疗同时,也可单纯化疗或单纯放疗。针对吞咽困难、转移、出血、穿孔等进行可能和必要的姑息性治疗及肠外营养。

(一)外科治疗

(1)手术适应证和禁忌证。

(2)手术切除是治疗在局部和局部区域性食管癌的主要手段。首要目的是治愈,第二目的是解决吞咽困难。

(3)主要手术方式是胃替代食管,颈部或胸部做食管胃吻合术;其次结肠替代食管。

(4)最常见的食管癌手术切口有:

①左开胸切口,食管胃胸内吻合术。

②左开胸左颈二切口,食管胃颈部吻合术。

③右胸腹正中颈部三切口,食管胃颈部吻合术。

④不开胸采用颈部和腹部切口,行经食管裂孔的食管切除和食管胃颈部吻合术。

（二）放射治疗

1. 放疗的适应证与禁忌证

（1）放疗适应证:

①早期或可以手术食管癌,但因内科疾病如心脏病、高血压等不能手术,或不愿手术。

②局部晚期没有淋巴结转移,可先采取术前放疗,提高手术切除率。

③颈段食管癌的术前放疗。

④中晚期食管癌,无手术适应证,行根治性放疗,或同步放化疗,或后程超分割/加速超分割/同步化疗超分割治疗。

⑤术后放疗:手术后有淋巴结残存。

⑥姑息性放疗:骨转移的放疗、淋巴结压迫症状的缓解、脑转移等。

（2）放疗禁忌证:

①食管穿孔。

②恶病质。

③多处远地转移（相对禁忌证）。

2. 放疗方法

腔内放疗、体外放疗、体外放疗与腔内放疗结合。

3. 腔内放疗适应证和禁忌证

（1）腔内放疗适应证

①早期小而表浅的病变。

②局部晚期病变行姑息减症治疗。

③根治剂量外放射后,残留病变。

④根治剂量外放射后,近期复发或未控。

（2）腔内放疗禁忌证:

①食管病变明显侵犯周围器官或有纵隔淋巴结转移。

②局部重度狭窄或偏心性生长。

③有深溃疡,特别是有瘘管形成者。

④病变位于颈段者。

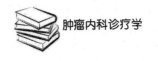

⑤病变累及贲门和胃底者。

4. 放疗的剂量

术前放疗:DT40-50Gy。

术后放疗:DT40-50Gy。

根治性放疗:DT55-65Gy。

5. 放疗技术

放疗技术等中心放疗,每野每天轮照。推荐进行 CT 模拟定位,在 CT 图像上勾画治疗靶区,进行三维适形放疗。

6. 放疗与手术、化疗综合应用

术前同步放化疗和根治性同步放化疗均以 5FU 为主。

6. 放疗效果近期疗效,长期生存率

大宗病例报告,食管癌放疗 5 年生存率为 8.3%~14.6%,疗效不佳。

7. 放疗不良反应、并发症及其处理

(1)全身反应:一般比较轻微,可不必处理;个别患者比较重,表现为全身乏力、食欲下降,恶心呕吐。可给予对症输液处理。

(2)放射性食管炎:表现为吞咽困难,疼痛,一般在放疗第 3 周开始出现,第 4~5 周最严重。是因为放疗引起食管黏膜充血、水肿、渗出及糜烂。症状轻时,可让患者进食软、半流食,症状重时可给予输液治疗,适当少量激素治疗有效。也可以评价患者疼痛的评分,根据评分给予止痛治疗。同步放化疗患者出现放射性食管炎较重,重度放射性食管炎时应及时暂停放疗/化疗,待患者恢复后再继续放化疗。

(3)气管反应:表现为刺激性干咳或痰不易咳出。可予雾化、化痰、止咳对症治疗。

8. 放疗失败的原因

单独放疗只能达到暂时性的姑息效果,很少治愈。原发部位肿瘤持续存在、复发和远地出现转移是失败的主要原因。

(三)食管癌内科治疗

食管癌就诊时约 50% 已有远处扩散,而可手术食管癌术后约 70% 的病人将出现复发或远处转移,这些晚期病人均需采用以化疗为主的综合治疗。食管癌对化疗相对较敏感,但晚期病人的化疗多为姑息性。

1. 晚期食管癌的化疗

对食管癌比较有效的单药包括:DDP,5-FU,MMC,BLM,MTX,VDS,NVB,Me-

GAG 以及新药 PTX,多西紫杉醇,CPT-11,这些药物的单药有效率均在 20% 以上。

食管癌化疗多采用联合化疗,疗效较单一化疗好,缓解期有所延长。以 DDP 为基础的方案对晚期食管癌的近期有效率 25%~50%,CR 率 4%~7%,中位生存期 5~8 个月。至今, DDP+5-FU 仍是食管癌标准的化疗方案。常用的化疗方案包括 DDP+5-FU±CF,DDP+5-FU+BLM, DDP+VDS+BLM, EPI+DDP+5-FU,DDP+IFO+MMC。新药的联合化疗近期有效率 30%~57%,与传统化疗相当,但生存期较长 7~14.6 个月,包括 PTX+DDP, CPT-11+DDP,CPT-11+5-FU,健择+5-FU。

2. 食管癌的辅助化疗

多数随机临床试验未能证明以 DDP 和 5-FU 为基础的术前新辅助化疗和术后辅助化疗对提高食管癌术后的生存有明显的益处。

第二节 胃癌

一、流行病学

胃癌是常见恶性肿瘤。发病率在世界范围内有明显下降趋势。在我国胃癌的发病率和死亡率居恶性肿瘤的第 1、2 位。在不同的国家和地区,胃癌的死亡率差别很大,在恶性肿瘤病因构成所占比例也不同。在我国,胃癌死亡人数约占所有肿瘤死亡人数的 25%~30%。

胃癌发病率男性高于女性,男女之比为 1.5~2.5。不同种族和民族的死亡率亦不同。胃癌发病与环境因素的关系较遗传因素更加密切,胃癌发病可能与饮食因素有关,而且不同地区发病率存在明显差异。胃癌是可以进行预防的肿瘤。按组织学发生将胃癌分为肠型和弥漫型(胃型)二类,肠型胃癌多见于高发区。在高发区人群中,胃黏膜先前病变如慢性萎缩性胃炎,肠上皮化生和异型性增生的患瘤比例高于低发区。弥漫型胃癌死亡率在高低发区差别不显著,这类胃癌无明显癌变过程。因此,两类胃癌有不同的发病和病因因素。

二、病因

胃癌是我国常见的恶性肿瘤。和其他恶性肿瘤一样,胃癌的病因十分复杂。至今尚未完全阐明。今年来,随着分子生物学、分子免疫学、分子遗传学、流行病学和微生态学等现代医学科学技术的进展,对胃癌的发生和发展有了更深入的认识。对数学者

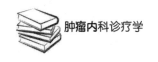

认为胃癌的发生是包括外源性因素和机体内在因素在内的多种因素综合作用的结果。胃通过饮食与外界接触,饮食中某些致癌因素如 N-亚硝基化合物、苯并芘等可发挥致癌作用。感染因素如幽门螺杆菌、EB 病毒亦在胃癌发病中占重要地位。另外,膳食中也存在一些抗癌因素。除了外源因素,机体本身的因素和胃癌发生的关系也不容忽视,特别是机体的免疫系统和遗传背景,不仅影响机体对恶性细胞的识别和排斥,而且影响机体对损伤 DNA 修复和致癌剂(或致癌前体)生物转化的速率。

三、分子生物学基础

近年来,众多研究显示多重遗传变化与胃癌的发生、发展密切相关。一些特定基因在多细胞功能,诸如细胞黏附、信号传导、细胞分化、DNA 修复以及甲基化修饰等方面的变化得以确定。

(一) 基因组不稳定性

实体肿瘤发生染色体杂合性缺失而引起肿瘤抑制基因失活的现象比较常见。另外,微卫星不稳定性被认为是癌症发生最早期的变化之一。同时表明其与胃窦癌的位置和肠型分化有密切联系。

(二)癌基因与抑癌基因

被激活的癌基因主要包括各种生长因子及生长因子受体。如癌基因 c-met 编码的肝细胞生长因子受体,其在 50% 的胃癌中有过表达,并且显示出较差的预后。癌基因 c-erbB-2 属于酪氨酸激酶受体家族,在 15% 的胃癌组织中过表达,已成为胃癌的预后因子。在抑癌基因中,研究表明 P53 基因突变在肠型胃癌发生早期起着关键作用,很可能是在组织化生向发育异常的过渡阶段;并且这一变化与弥漫型胃癌的进展亦有重要联系。对另一个抑癌基因 APC 的研究表明,APC 基因突变在胃腺癌及发育异常的发病机制中起着重要的作用。

随着对胃癌发生分子机制日趋了解,越来越多的治疗靶点也将浮出水面。利用单克隆抗体治疗胃癌已初见成效。随着基因组研究技术的不断发展以及对基因表达水平和基因变异检测的基因芯片技术的改进,人们可以根据手术标本基因表达和结构分析,进而对疾病进行治疗和预后分析。同时,根据个体基因组结构特征进行个体化治疗也将在不久的将来成为可能。

四、病理

(一)大体分型

早期胃癌,是指癌组织限于黏膜和黏膜下层,不论是否有淋巴结转移。分为Ⅰ隆起型,Ⅱ浅类型(Ⅱa、Ⅱb、Ⅱc),Ⅲ凹陷型。微小胃癌,早期胃癌的始发阶段,直径在1.0cm以内,一点癌,胃黏膜活检病理为胃癌,而手术切除标本经连续切片检查未能再发现癌组织;进展期胃癌,癌组织浸润已达肌层及以外,又称中、晚期胃癌。Borrmann氏分型,应用较广泛。Ⅰ型,结节菌伞型;Ⅱ型,局限溃疡型;Ⅲ型,浸润溃疡型;Ⅳ型,弥漫浸润型。其中以Ⅲ型最多见。

(二)组织学分型

根据组织结构,细胞性状和分化程度可分为:乳头状腺癌、管状腺癌、黏液腺癌、印戒细胞癌、低分化腺癌、未分化癌、腺鳞癌、鳞状细胞癌、类癌、小细胞癌等,其中管状腺癌和低分化腺癌最为常见;Lauren分型,可分为肠型和弥漫型,这种分型可能对临床和流行病学研究有重要价值。

五、临床分期

按国际抗癌联盟(UICC)正式颁发的国际统一的胃癌新TNM分期:原发肿瘤T(To,Tis-T4),N(N0-N3),M(M0-M1),原N3,即第十二、十四、十六组淋巴结转移属M1,凡TNM资料不明或记录不评明时以TxNxMx表示。临床分期从0期—Ⅳ期。AJCC第六版对T分期进行了进一步细化。T2病变又分为T2a和T2b,T2a为肿瘤浸润至固有肌层,T2b为肿瘤浸润至浆膜下。

1970到1990年间胃癌生存率几无改善,20世纪90年代,20%的诊断病例,癌局限在胃壁内,而30%的病例已发生了区域淋巴结转移,转移到腹腔内其他实体器官和腹腔外部位者占总体的35%。虽然总体的5年生存率大约为15%~20%,但局限在胃壁内者5年生存率约55%,转移到区域淋巴结者5年生存率约为20%。我国胃癌的特点为:(1)发病率和病死率属全球高发区之一。世界卫生组织1992年公布的资料显示,我国男性胃癌死亡率为31.2/10万,女性为15.6/10万。男女性均居全球第5位。(2)尽管我国近年来人们生活水平及卫生保健意识普遍提高,但仍未能像日本和韩国那样,对胃癌的高危人群进行包括内镜在内的普查,因此早期胃癌比率仍徘徊在10%左右,未见明显提高。(3)进展期胃癌是我国外科医生的主要诊治对象。据近年国内文献报道,胃癌淋巴结转移率高达50~75%,多数患者就诊时,肿瘤已处于Ⅲ、Ⅳ期,

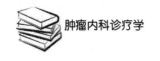

这正是我国胃癌外科治疗不能大幅度提高生存率的症结所在。（4）虽然胃癌 Bor-rmannⅡ、Ⅲ型在肉眼病理形态上同属溃疡型,但Ⅲ型胃癌的预后远较Ⅱ型差。

六、治疗

（一）外治疗原则

科手术至今仍是主要治疗方法。提高早期胃癌的发现率,是改善胃癌预后最有效的措施之一。改进治疗方法,依具体情况选择合理手术方式,施行彻底的淋巴结清除是另一环节。术前、术中放疗,术后化疗可提高 5 年生存率。

手术指征,术式选择,术前准备,胃淋巴结分组（16 组）;根治性手术:远端胃大部分切除术,近端胃大部切术,全胃切除及全胃合并脾,胰体尾切除术,胃癌合并受累脏器联合切除术,Appleby 术;姑息性手术:姑息性手术切除可减少或防止出血,穿孔,梗阻等严重并发症的发生,减轻肿瘤负荷,有利于提高术后化疗等的效果;胃空吻合术可改善部分病人的幽门梗阻症状。有肝转移者姑息性胃切除术后再全身化疗或局部灌注化疗可延长生命,提高生活质量,若能联合肝转移灶切除（单发或局限）疗效可能更好。胃癌卵巢转移时最好原发灶与转移灶一并切除;手术并发症:吻合口梗阻,吻合口瘘,输入襻梗阻,吻合口出血,残胃排空延迟症等。

（二）放射治疗

胃癌根治术后局部和周围淋巴结复发率高,术后放化疗可以降低局部/区域复发率,提高生存率,特别对于 T3-4N0M0,或任何 T 分期,N+M0 患者、手术为 D0 或 D1 的,术后同步放化疗与单纯手术相比,显著提高了局部区域控制率和长期生存率;对于接受了淋巴结 D2 手术的患者,术后同步放化疗仍有可能提高局部区域控制率和长期生存率。对于 T3-4N0M0,或任何 T 分期,N+M0 患者,术前放化疗是目前的研究趋势;而对于局部肿瘤较大,有可能不能切除者,术前放化疗可以缩小肿瘤,提高切除率。

1. 胃癌放疗适应证

（1）局部晚期胃癌根治术后进行 5-FU 同步放化疗（T3-4N0M0,或任何 T 分期,N+M0）。

（2）局部晚期胃癌的术前 5-FU 同步放化疗（同上）。

（3）姑息术后（切缘阳性、原发肿瘤残存或淋巴结残存）。

（4）局部复发后的放疗。

（5）肿瘤转移灶的放疗:如远处淋巴结转移、孤立肝转移的姑息放疗、肺转移姑息治疗、脑或骨转移。

2. 胃癌放疗技术和剂量

（1）采用高能量 X 线,多野照射技术,避免周围重要器官的过量照射(脊髓、肾脏、肝脏和小肠等)。

（2）原发瘤床和区域淋巴结照射剂量:Dt50Gy,1.8~2.0Gy/次,5 周左右完成。

（三）内科治疗

化疗无论在可手术胃癌的辅助治疗还是晚期转移性胃癌的治疗中均有十分重要的作用。

1. 晚期胃癌的化疗

晚期胃癌化疗的目的是控制原发和转移灶,缓解症状,改善生活质量,延长生存期。

转移性胃癌最佳支持治疗的中位生存期 3-5 个月,而化疗可以延长这些病人的生存期,联合化疗的中位生存期 8-10 个月。

晚期胃癌最常用的药物,包括 5-FU、顺铂、CPT-11、蒽环类、MMC 等。S1、紫杉类、草酸铂和 CPT-11 等新药有较好的活性。常用的方案包括 DDP+5-FU±CF,EPI+DDP+5-FU,VP16+5-FU,草酸铂+5-FU+CF,PTX 或多西紫杉醇+DDP+5-FU。含新药 CPT-11 的方案无论一线还是二线治疗转移性胃癌均有效。其中多数国家和肿瘤中心以 DDP+5-FU 和 EPI+DDP+5-FU 作为传统的标准方案,有效率 30%~50% 。2006.3.22 美国 FDA 批准了多西紫杉醇+DDP+5-FU 作为晚期胃癌的新的标准方案,该方案无论在有效率还是无进展生存和总生存上均优于传统的 DDP+5-FU,但不良反应发生率也增加。

2. 术后辅助化疗

术后辅助化疗目的是消灭亚临床转移灶,减少复发和转移,提高生存率和治愈率。

目前的研究表明,以 DDP+5-FU 的术后辅助化疗对胃癌的生存可能有较小的获益,Ⅲ期和淋巴结阳性的患者获益相对大一些。目前对于 T2 以上或有淋巴结转移的病人建议术后行全身辅助化疗或以 5-FU 为主的同步放化疗。应用新药作为术后辅助化疗的临床试验仍在进行之中,尚未得出结论含新药的辅助化疗能更大程度地提高生存率。

术后辅助化疗应于术后 1 个月内开始,持续半年左右。

3. 新辅助化疗

新辅助化疗的目的是杀灭亚临床转移灶,降低分期,增加手术切除率,抑制癌细胞的活性,减少术中的转移。胃癌新辅助化疗的适应证为 T3-4N0-1M0。新辅助化疗常

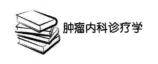
与放疗联合,可以进一步提高病理 CR 率,达到 20% 左右。术前新辅助化疗常采用 DDP+5-FU,或 TAXEL+DDP+5-FU 等的方案。

4. 术中化疗

如胃癌术中发现肿瘤已侵出浆膜面,或有淋巴结或腹膜播散,可于术中腹腔内注入化疗药物直接杀伤肿瘤细胞。还可采用腹腔内热化学疗法:在腹腔内注入化疗药物的同时提高腹腔内的温度至 41~42℃,以加强化疗药物对肿瘤的杀伤作用。腹腔内给药常用的药物包括 DDP,5-FU,MMC,VP16 等。腹腔内化疗或热灌注化疗可以降低腹膜和网膜的转移,有助于提高生存率。

第三节　大肠癌

一、流行病学

大肠癌在经济发达国家和地区为高发,发展中国家较低发。大肠癌是发病、死亡数呈上升的常见癌症。我国长江下游东南沿海、东北和华北部分地区发病率较高。

生活方式与之有关,体力活动较少,食物中脂肪、肉类增加,发病率升高。

大肠癌的发生与基因变化的累积相关,基因的变化导致了个体对大肠肿瘤的易感性。至少约 80% 的大肠癌系由腺瘤演变而来。

高危人群:有肠道症状者;大肠癌高发区的中老年人;大肠腺瘤患者;曾患过大肠癌者;大肠癌患者的家庭成员;遗传性非息肉性大肠癌;家族性大肠腺瘤病;溃疡性结肠炎;克隆(Crohn)氏病;盆腔受过放疗者。

二、解剖与病理

结直肠起自回盲瓣,至于肛门,根据部位特点,分为盲肠、阑尾、升结肠、横结肠、降结肠、乙状结肠和直肠肛管。

(一)肠壁的组织结构

肠壁分成黏膜层、黏膜肌层、黏膜下层、肠壁肌层及浆膜层。

(二)淋巴引流

根据解剖部位和血供的不同,结肠和直肠的淋巴引流途径不同。

我国结直肠癌以直肠为最多,随着发病率上升,结肠癌的比例明显上升。

早期大肠癌的概念与分型

早期大肠癌是指原发灶肿瘤限于黏膜层或黏膜下层者。分为息肉隆起型、扁平隆起型、扁平隆起伴溃疡型。

进展期结直肠癌：

1. 大体分型

分隆起型,溃疡型、浸润型、胶样型。

2. 组织学分型

乳头状腺癌、管状腺癌、黏液腺癌、印戒细胞癌、未分化癌、腺鳞癌、鳞癌(多见于肛管)。在同一种癌中可出现两种或两种以上的组织学类型。管状腺癌最多见。另外少见的有一穴肛原癌、类癌、黑色素瘤、平滑肌肉瘤、淋巴瘤等。

三、临床分期

大肠癌 TNM 临床分期标准 (AJCC)

T:原发肿瘤	N:局部淋巴结
T_{is}:原位癌	N_0:无淋巴结转移
T_1:黏膜及黏膜下	N_1:1~3 个淋巴结
T_2:固有肌层	N_2:≥4 个淋巴结转移
T_3:浆膜下或肠周组织	M:远处器官转移情况
T_4:突破浆膜或侵及邻近器官	M_0:无转移
	M_1:有转移

大肠癌 TNM 临床分期标准

TNM 5th 1997		TNM 6th 2002	
Stage	TNM	Stage	TNM
Stage 0	Tis N0 M0	Stage 0	Tis N0 M0
Stage Ⅰ	T1 N0 M0	Stage Ⅰ	T1 N0 M0
	T2 N0 M0-		T2 N0 M0-
Stage Ⅱ	T3 N0 M0	Stage IIA	T3 N0 M0
	T4 N0 M0	Stage IIB	T4 N0 M0
Stage Ⅲ	Any T N1 M0 C	Stage IIIA	T1–T2 N1 M0
	Any T N2 M0	Stage IIIB	T3–T4 N1 M0
		Stage IIIC	Any T N2 M0
Stage Ⅳ	Any T Any N M1	Stage Ⅳ	Any T Any N M1

Dukes 分期:A 期:癌限于肠壁内;B 期:癌已侵及肠壁外;C 期:无论 A、B 只要有淋巴结转移。Astler 与 Coller 的改良 Dukes 分期。

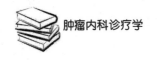

四、临床表现

好发于中老年人群,但低发区青年人大肠癌较常见。两性中患病概率相似。我国直肠癌远高于结肠癌,可见 80% 左右,50% 可通过直肠指检发现,75%-80% 可通过普通乙状结肠镜检发现。大肠癌有多原发灶倾向。由于种种原因,病程长短变化极大。

症状与体征:肿瘤出血——便血、贫血;肿瘤阻塞、刺激—肠鸣、腹痛、腹胀、便秘、腹泻、大便变形、变细、困难、里急后重、肛门下坠感等,肿瘤本身还可引起黏液便,腹部肿块,穿孔等;肿瘤外侵,转移,血行播散,种植,淋巴结转移时可出现相应的其他病状和体征。

五、诊断

(1)直肠指检,大便隐血,有条件时加纤维结肠镜可作为大肠癌筛查的有效手段。直肠指检:至少可扪清距肛门 7cm 以内的直肠情况。

(2)乙状结肠镜检:可检查至距肛门 25em 处,至少可仔细观察 15em 内处,可取活检;钡灌肠造影:低张气钡造影可发现直径 lcm 以下的肿瘤,明显肠梗阻者慎用。

(3)纤维结肠镜检:距肛门 15cm 以上者用此法最可靠。较钡灌肠更为优越。

(4)大便隐血检查:只要消化道内有 2mi 左右的出血就可出现"阳性"。可作为无症状人群的普查手段之一,结果可作为参考。

(5)CT、MRI、腔内 B 超,了解直肠癌的浸润状况,远处转移情况,对有无淋巴结转移意义有限,但可了解术后有无局部复发等。

(6)CEA 等肿瘤标记物对诊断意义较小,仅作考虑用;但不用于术后复发或转移的监测,

(7)大肠癌可误诊为阑尾炎、上消化道出血、缺铁性贫血、胆石症、胃癌、慢性结肠炎、慢性菌痢、血吸虫病、痔疮、便秘等。回盲部结核、淋巴瘤、血吸虫性肉芽肿、局限性肠炎、惯疡性结肠炎、子宫内膜异位症等可能被误诊为大肠癌。

六、治疗

(一)外科治疗

结肠癌根治性切除术:右半结肠切除,横结肠切除,左半结肠切除,乙状结肠切除术。

直肠癌保肛手术:安全切缘,一般情况肿瘤下缘至下切缘的距离大于 2cm 已可。保肛手术后局部复发的原因。全直肠系膜切除治疗直肠癌。保肛手术时应注意的问

题。一般肿瘤距肛门 7cm 以上者应可保肛,距肛门 5~7cm 者,如低恶性,病灶小,未浸润出肠壁等,可行保肛手术,距肛门 5cm 以下者,应行 Miles 术,常用保肛手术为前切除术。

直肠癌经腹会阴联合切除术(Miles 术)用于无法保肛的直肠癌病人和肛管癌症人。有时部分女性患者尚需作"后盆腔清除术"。

大肠癌肝转移的处理。

（二）放射治疗

由于小肠等重要器官的限制,结肠癌一般不予放疗。放疗主要用于直肠癌。

1. 早期直肠癌的放疗(T1-2N0M0)

(1)早期直肠癌的放疗指征:

实行经腹根治性切除术者,不必行术后放疗。

高龄、或合并严重并发症,不能接受手术。

进行保留肛门手术者,如果符合以下条件之一者,需进行术后放疗:

① T2 以上病变;② 切缘阳性,或近切缘;③有病理不良预后因素者:肿瘤直径>4cm 或侵犯范围>40%肠周。

中、低分化腺癌:伴随脉管瘤拴。

(2)早期直肠癌的放疗范围和剂量:

①全盆腔放疗,结合腔内照射。

②全盆腔放疗 Dt50Gy/5 周,腔内放疗 5~7Gy/次,1~2 次/周,黏膜下 0.5~1.0cm 为参考点剂量,共 3~5 次。

2. 局部中晚期直肠癌的放疗

治疗对象为 T3-4N0M0,或任何 T,N+M0(Ⅱ/Ⅲ期);术前同步放化疗和术后同步放化疗都是该部分患者的标准治疗手段

(1)术前同步放化疗:以 5Fu 为化疗药物,术前同步放化疗与术后相比,可以进一步提高局部控制率,生存期相似;术前同步放化疗的优势在于,可以提高保留肛门的概率,提高患者生活质量;可以显著降低治疗的不良反应发生率,而没有增加围手术期并发症发生率和死亡率。

(2)术后同步放化疗:同样为Ⅱ/Ⅲ期直肠癌根治术的标准治疗方案。5FU 为基础的术后同步放化疗与单纯手术、术后单纯放疗和术后单纯化疗相比,可以显著降低局部/区域复发率,提高长期生存率,因此,Ⅱ/Ⅲ期直肠癌进行手术后,应进行同步放化疗。

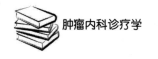

(3)范围和剂量:全盆腔放疗 DT50Gy/25 次/5 周,建议采用>6MV-X 线,多野照射技术,降低周围正常器官的剂量。

(4)同步化疗:可用静脉用 5FU 或口服希罗达,或 5FU 的类似物

3.晚期直肠癌的放疗

不能手术切除的、或复发的直肠癌,进行局部放疗,可以缓解症状,提高生存质量。建议实行同步放化疗。

(三)内科治疗大肠癌的内科治疗包括根治术后辅助化疗和晚期病变的姑息化疗

Ⅱ、Ⅲ期大肠癌根治术后辅助化疗可提高无病存活和总存活已经达成共识。术后应用奥沙利铂、亚叶酸钙和 5-FU 辅助化疗 6 个月是标准方案。常用化疗方案为 FOL-FOX4(奥沙利铂 85mg/m² ivgtt 第 1 天,亚叶酸钙 200mg/m² ivgtt 第 1 天,第 2 天,5-FU 400mg/m² 快速静脉滴注,然后 5-FU 600mg/m² 持续静脉输注 22 小时,第 1 天,第 2 天。14 天为 1 周期,总共 12 周期)。

已经证明,化疗可以改善不能手术或转移的晚期大肠癌的存活。对于一般情况较好(PS≤2,即白天卧床时间不到 1/2)、无化疗禁忌证的晚期大肠癌病人首选化疗,根据美国 NCCN 临床指南最新推荐,1 线化疗(既往从未接受过化疗者)方案可选择含有奥沙利铂的 FOLFOX4(奥沙利铂 85mg/m² 第 1 天,亚叶酸钙 200mg/m² iv 2 小时 第 1 天和第 2 天,5-FU 400mg/m² 快速静脉滴入,然后 5-FU 600mg/m² 持续静脉输注 22 小时 第 1 天和第 2 天,每 2 重复)联合抗肿瘤新生血管形成的单克隆抗体贝伐单抗(7.5mg/kg 第 1 天,每 2 周 1 次);也可选择含有伊立替康(CPT-11)的 FOLFIRI 方案(伊立替康 180mg/m² ivgtt 第 1 天,亚叶酸钙和 5-FU 同 FOLFOX4 方案);卡培他滨(Xeloda 希罗达)口服可以替代亚叶酸钙联合 5-FU;对于 1 线化疗失败的晚期大肠癌,可换用初次治疗未用过的化疗方案,比如,1 线化疗应用含奥沙利铂方案,2 线化疗可选择含有伊立替康方案,伊立替康 2 线化疗可联合应用靶向治疗药物西妥昔单抗(表皮生长因子受体拮抗剂,首次 400mg/m²,1 周后改为 250mg/m²/周)。对于一般情况较差(PS>3,白天大部分时间卧床)者可积极给予最佳支持治疗(BSC),包括缓解疼痛、营养支持等。